华夏养生康复操系列丛书

调神 养心 康复操

林小丽　练柳兰　主编

中国中医药出版社

·北　京·

图书在版编目（CIP）数据

调神养心康复操 / 林小丽，练柳兰主编 . — 北京：中国中医药出版社，2017.12
（华夏养生康复操系列丛书）

ISBN 978 – 7 – 5132 – 4570 – 8

Ⅰ . ①调…　Ⅱ . ①林…　②练…　Ⅲ . ①保健操—基本知识　Ⅳ . ① R161.1

中国版本图书馆 CIP 数据核字（2017）第 268129 号

中国中医药出版社出版

北京市朝阳区北三环东路 28 号易亨大厦 16 层
邮政编码　100013
传真　010-64405750
山东润声印务有限公司印刷
各地新华书店经销

开本 850×1168　1/16　印张 7　字数 76 千字
2017 年 12 月第 1 版　2017 年 12 月第 1 次印刷
书号　ISBN 978 – 7 – 5132 – 4570 – 8

定价　45.00 元
网址　www.cptcm.com

社 长 热 线　010-64405720
购 书 热 线　010-89535836
维 权 打 假　010-64405753

微信服务号　zgzyycbs
微商城网址　https://kdt.im/LIdUGr
官 方 微 博　http://e.weibo.com/cptcm
天猫旗舰店网址　https://zgzyycbs.tmall.com

如有印装质量问题请与本社出版部联系（010-64405510）

《华夏养生康复操系列丛书》
编委会

《调神养心康复操》
编委会

主　编　林小丽　练柳兰

副主编　陈惠超　邱定荣　张晓璇

编　委（以姓氏笔画为序）

王芳芳　孔丽丽　朱　晶　邬志雄

刘　娟　李　杰　李　晴　李　聪

张　艳　陈笑银　陈静薇　袁一丹

黄婷婷　彭　静

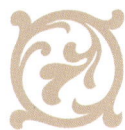

序 言

中国传统养生学是祖国医学伟大宝库中的一份灿烂瑰宝，在促进人类健康事业的发展中，不管过去、现在，还是将来，都显示出它重要的价值和巨大的优越性。

养生，即养生保命，又称摄生、道生、卫生、保生、养性等，指利用多种方法调养形神，以祛病强身，防病避害，延年益寿。养生是中医学的特色之一，两千多年前古人已记载预防疾病和保健（治未病）的重要性，这也是中医学中预防医学思想的精髓所在。如《素问·四气调神大论》中提出："是故圣人不治已病治未病，不治已乱治未乱，此之谓也。夫病已成而后药之，乱已成而后治之，譬犹渴而穿井，斗而铸锥，不亦晚乎。"在《素问·上古天真论》《素问·四气调神大论》中提出了养生的基本原则和方法："其知道者，法于阴阳，和于术数，食饮有节，起居有常，不妄作劳。""虚邪贼风，避之有时；恬惔虚无，真气从之；精神内守，病安从来。""春夏养阳，秋冬养阴。"现代医学也越来越强调预防的重要性，如"一级预防"概念的提出和其临床指导作用，而这正与中医学中"治未病"的思想不谋而合。

中医康复方法古称将息法、善后法、调摄法，或称调理、调治、调养等，除针灸、按摩、气功、中药、食疗，以及药物外治的熏、洗、烫、浴、敷、贴、搽等疗法外，尚有属于物理治疗范围的热疗、冷疗、光疗、声疗、泥疗、砂疗、磁疗、水疗等；属于精神情志治疗范围的以情制情法，文娱、音乐、舞蹈疗法等；属于作业疗法范围的弹琴、书写、绘画等；属于体育疗法的五禽戏、八段锦、太极拳、武术、跑步等。这些理念和方法，为中华民族的繁荣昌盛作出了无可替代的杰出贡献。从广义来看，中医养生学包含了预防养生与疾病养生两方面的内容，后者又具有了现代康复医学的康复宗旨，就是让残疾者、老年病者、慢性病者更好地回归社会。但"未病先防、既病防变、病后防复"却始终是其学术思想的核心。这与现代医学中康复预防的"三级分层预防"思想不谋而合。

中共中央、国务院关于《"健康中国 2030"规划纲要》明确指出，健康是促进人的全面发展的必然要求，是经济社会发展的基础条件。实现国民健康长寿，是国家富强、民族振兴的重要标志，也是全国各族人民的共同愿望。《纲要》中提出要充分发挥中医药独特优势，大力发展中医非药物疗法，使其在常见病、多发病和慢性病防治中发挥独特作用；发展中医特色康复服务；实施中医治未病健康工程，将中医药优势与健康管理结合；开展中医中药中国行活动，大力传播中医药知识和易于掌握的养生保健技术方法。《中医药发展战略规划纲要（2016—2030 年）》则明确提出要大力发展中医养生保健服务，加快中医养生保健服务体系建设，研究制定促进中医养生保健服务发展的政策措施，提升中医养生保健服务能力，推广融入中医治未病理念的健康工作和生活方式。

我院广大医护工作者秉承充分发挥中医特色与优势，当为人民群众健康守护者的宗旨，在服务患者的实践中，努力发掘整理古籍中有关养生康复的文献资源，吸收古代养生康复文化精华，创作出六套养生康复效果明显且易于练习的康复保健操（功法），名《华夏养生康复操系列丛书》，分《醒脑养生康复操》《脏腑养生康复操》《调神养心康复操》《女性养生康复操》《筋骨养生康复操》《传统养生康复操》六个专辑。《华夏养生康复操系列丛书》图文并茂，通俗易懂，既可用于疾病时的辅助康复，又可用于日常的养生保健。本套丛书的出版，希望能为《"健康中国 2030"规划纲要》《中医药发展战略规划纲要（2016—2030 年）》的早日实现，为国民健康长寿贡献绵薄之力。

故乐为之序。

广东省中医院

吕玉波

2017 年 7 月

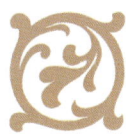

目 录

🌀 坐式八段锦

一、简介

  八段锦是古人创编的一套体操，是我国医疗体育的瑰宝之一，也是中医运动康复中的重要组成部分。古人把这套动作比喻为"锦"，意为动作舒展，如锦缎般优美、柔顺，又因共有八段动作，故名为"八段锦"，八段锦有站式和坐式之分。

  坐式八段锦简单易学，动作幅度不大，运动空间要求小，执行难度小，依从性高，注重呼吸调节及"调神养心"，能够改善气血运行，调节脏腑功能，疏导负面情绪，特别适合年老、体弱、不能耐受下地活动人群的运动康复训练。

二、养生功效

  1. 理三焦："两手托天"有利于胸廓的扩张和活动颈部肌群，调理肺脏与心血循环。

  2. 调心肺："左右开弓"运动胸廓、肩胛骨、手臂后方及背部肌群、颈椎，增强呼吸功能和血液循环，缓解颈椎及附近肌肉疲劳。

3. 调脾胃："单举"使两侧内脏器官和躯干肌肉作协调的牵拉，促进胃肠蠕动，增强脾胃功能。

4. 益心脑："往后瞧"通过头部左右旋转、反复活动，改善心肺功能，增加脑部供血，减轻上肢麻木等症状。

5. 运气血："攒拳怒目"运动上肢和眼部肌肉，加强心血循环，帮助气血运行，改善上肢肌肉无力和麻木症状。

6. 固肾腰："两手攀足"运动腰部，"腰为肾之府"，起到强健腰肌、壮腰补肾的作用。

7. 去心火："摇头摆尾"运动颈椎、腰椎，改善人体血液循环，增加组织供血。

8. 消百病："背后七颠"使全身肌肉放松，畅达经脉，通行气血，清醒头脑。

三、动作要领

预备动作（见图 1–1）

坐位，两眼平视前方，舌尖轻抵硬腭，微收下巴，自然呼吸，全身放松，五指并拢，掌心向下，双手放在两侧大腿上，双足分开如肩宽，屈膝约 90 度，意守丹田。每一段开始前及收势均还原至预备动作。

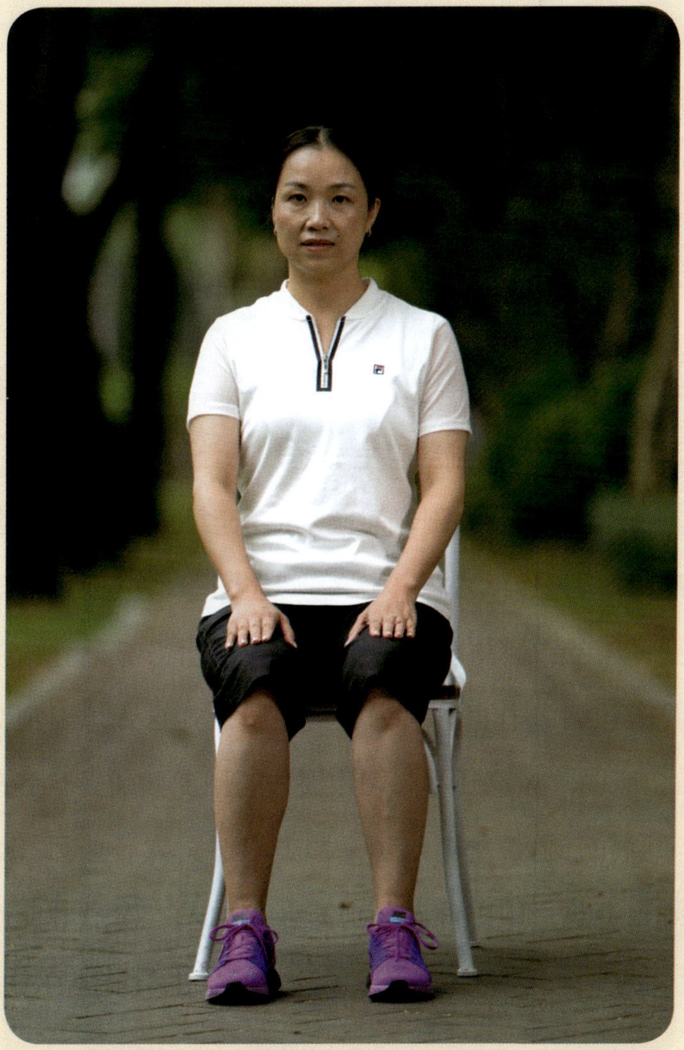

图 1-1　预备动作

第一段：两手托天理三焦（见图 1-2）

1. 双手在胸前十指交叉互握，掌心向上。

2. 视线跟随双手，吸气同时两臂徐徐上举，至额前时掌心翻转向上，继续上举至肘关节伸直，同时向后仰头。

3. 视线跟随双手，呼气同时两臂徐徐放下，至额前时掌心翻转紧贴额头，屈肘，上臂平抬，同时向前低头。

4. 上述动作反复 16 次。

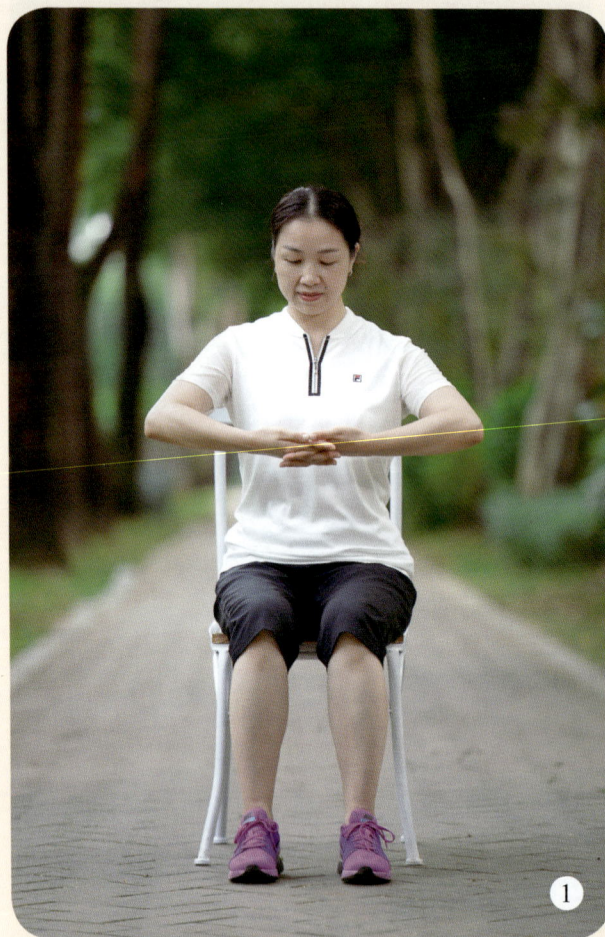

图 1-2　两手托天理三焦（1）

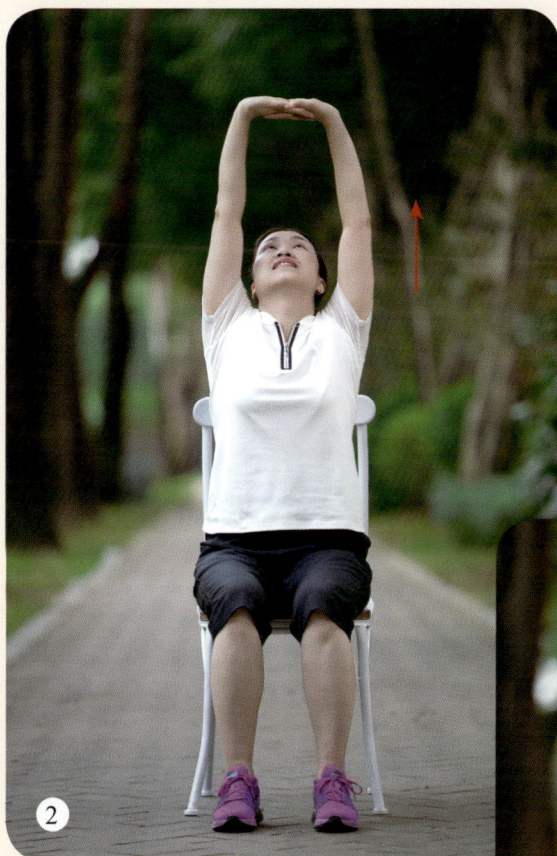

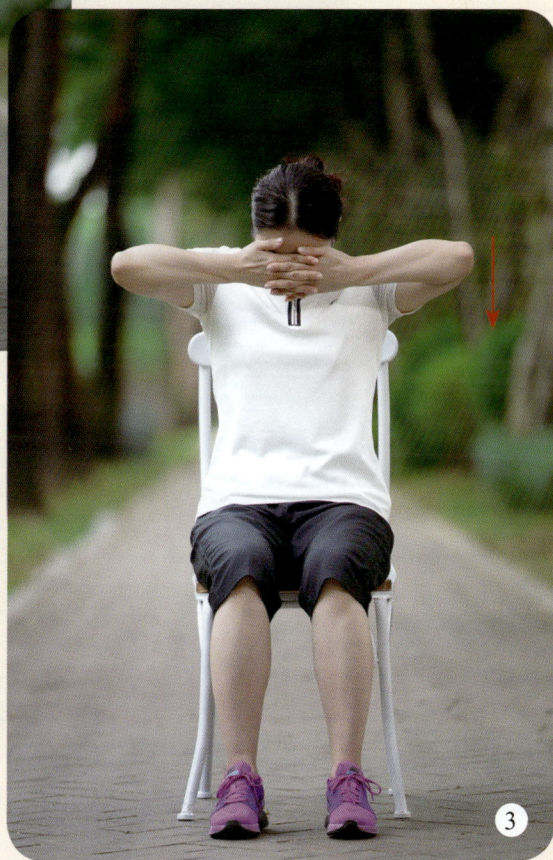

图 1-2　两手托天理三焦（2）

第二段：左右开弓似射雕（见图1-3）

1.两手臂抬于胸前、内屈，手指微屈，微握拳，拳心向内后方向。

2.视线跟随左手食指，吸气同时左手向左侧平伸，左手食指伸直，左手拳心逐渐转向外向左并伸直左手臂，同时右手向右拉伸，右手拳心始终向内后方向扩胸，两臂用力向身体两侧拉伸，模仿拉弓箭姿势，屏住呼吸，保持数秒后呼气，同时两

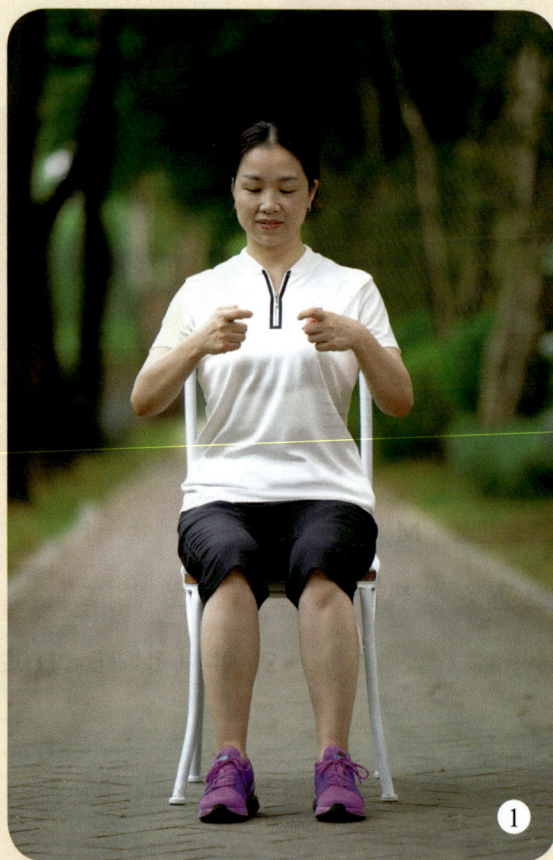

图1-3　左右开弓似射雕（1）

臂渐收回至胸前。

3. 视线跟随右手食指，吸气同时右手向右侧平伸，右手食指伸直，右手拳心逐渐转向外向右并伸直右手臂，同时左手向左拉伸，左手拳心始终向内后方向扩胸，两臂用力向身体两侧拉伸，模仿拉弓箭姿势，屏住呼吸，保持数秒后呼气，同时两臂渐收回至胸前。

4. 上述动作反复 16 次。

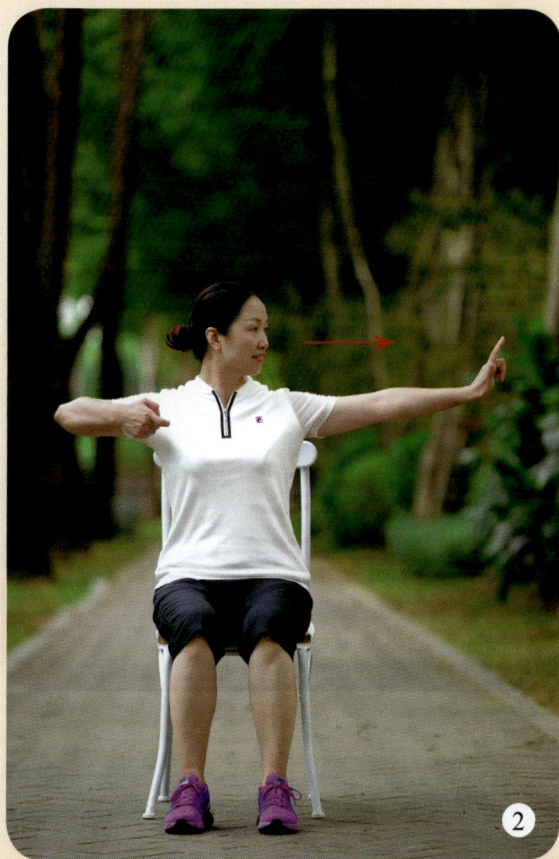

图 1-3　左右开弓似射雕（2）

第三段：调理脾胃须单举（见图1-4）

1.五指并拢，掌心上下相对（以神阙穴为中点），右手掌在上。

2.视线跟随左手掌，吸气同时左手翻掌掌心向上并伸直手臂，头向后仰，同时右手下按，掌心向下，指尖向前。两手臂分别上下尽力拉伸。呼气同时左手翻掌掌心向下并回落，掌心

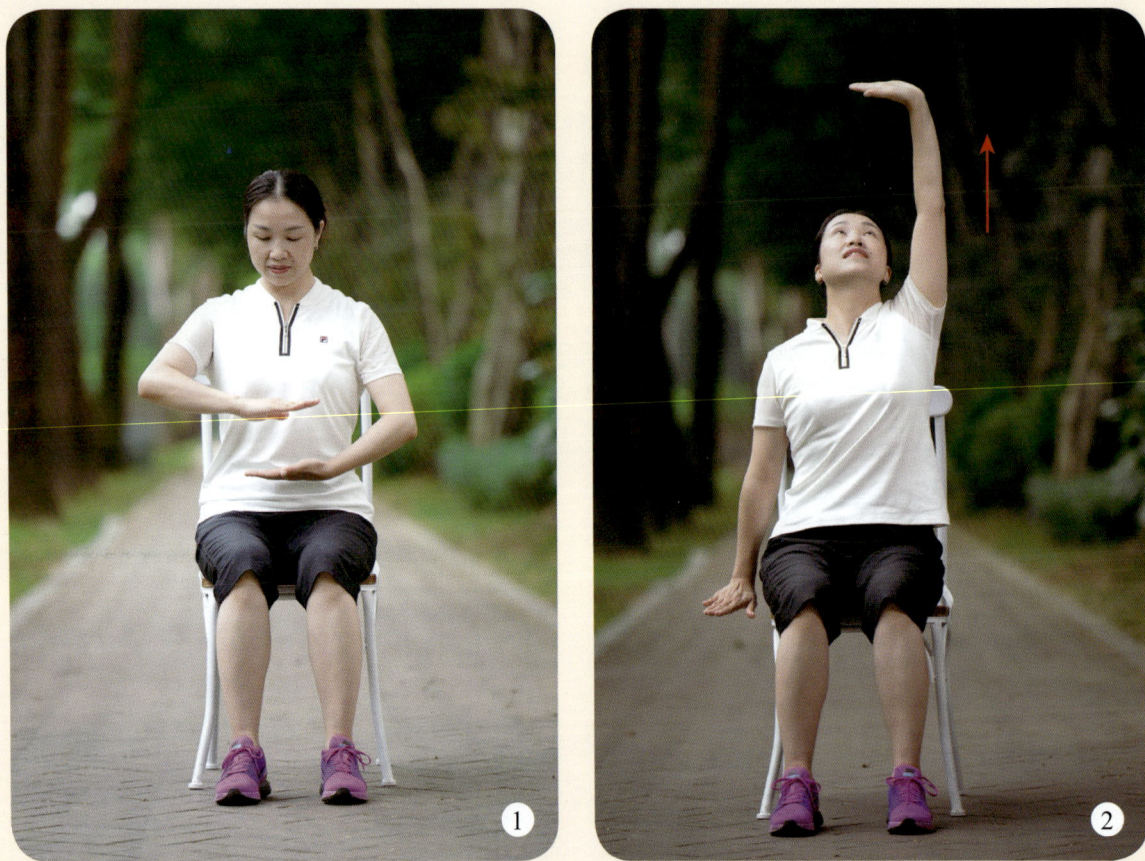

图1-4　调理脾胃须单举（1）

上下相对，左手掌在上。

3.视线跟随右手掌，吸气同时右手翻掌掌心向上并伸直手臂，头向后仰，同时左手下按，掌心向下，指尖向前。两手臂分别上下尽力拉伸。呼气同时右手翻掌掌心向下并回落，掌心上下相对，右手掌在上。

4.上述动作反复 16 次。

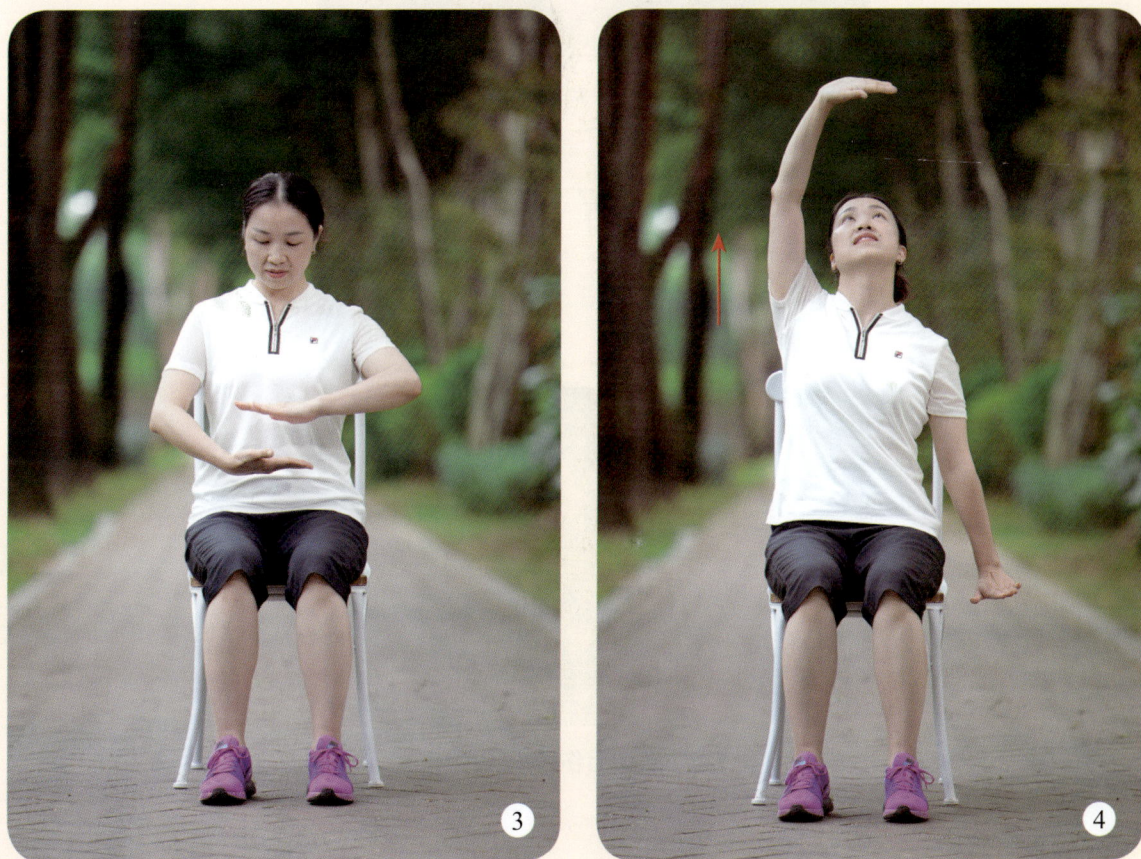

图 1-4　调理脾胃须单举（2）

第四段：五劳七伤往后瞧（见图1-5）

1.双手掌互握放于腰背部，手掌掌心向后，躯干保持不动。

2.吸气同时头部慢慢向左向后旋转，视线跟随头部向左后方向看，保持片刻；呼气同时头旋回，恢复正前位。

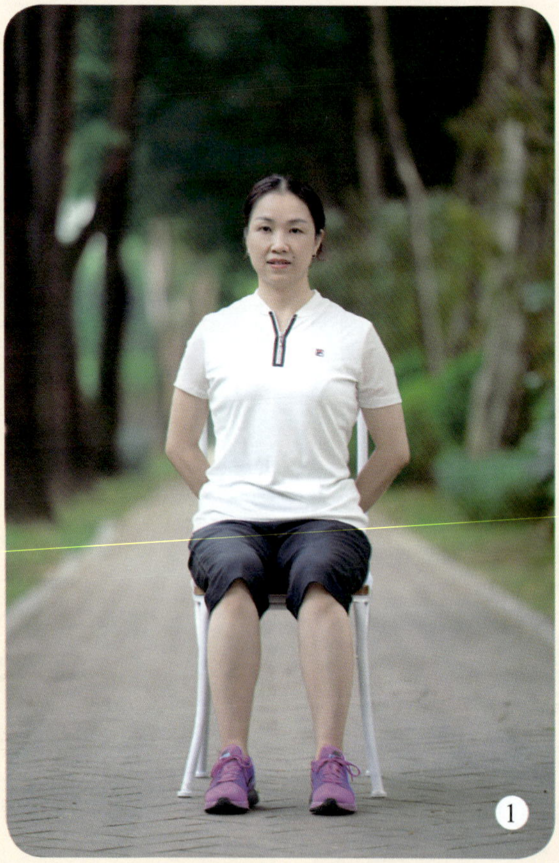

图1-5 五劳七伤往后瞧（1）

3. 吸气同时头部慢慢向右向后旋转，视线跟随头部向右后方向看，保持片刻；呼气同时头旋回，恢复正前位。

4. 上述动作反复 16 次。

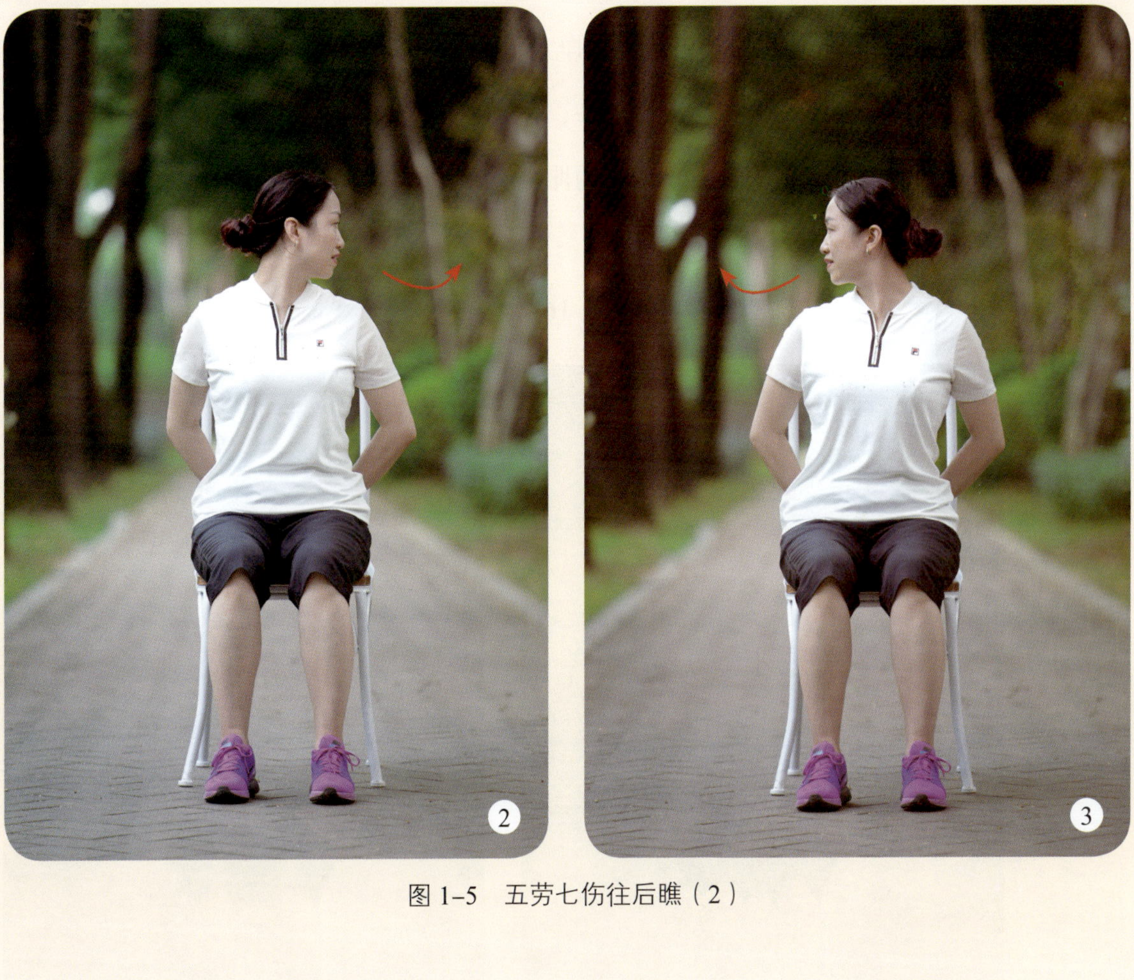

图 1-5　五劳七伤往后瞧（2）

第五段：攒拳怒目增气力（见图 1-6 ）

1. 双手握拳，拳心向上，分别置于腰两侧。

视线跟随右拳，呼气同时右拳向正前方猛击出，拳与肩平，拳心向下，两眼睁大，向前虎视；吸气同时右拳收回至腰侧。

2. 视线跟随左拳，呼气同时左拳向正前方猛击出，拳与肩平，拳心向下，两眼睁大，向前虎视；吸气同时左拳收回至腰侧。

3. 视线跟随右拳，呼气同时右拳向正右侧方猛击出，拳与肩平，拳心向下，两眼睁大，向右虎视；吸气同时右拳收回至腰侧。

4. 视线跟随左拳，呼气同时左拳向正左侧方猛击出，拳与肩平，拳心向下，两眼睁大，向左虎视；吸气同时左拳收回至腰侧。

5. 上述动作反复 16 次。

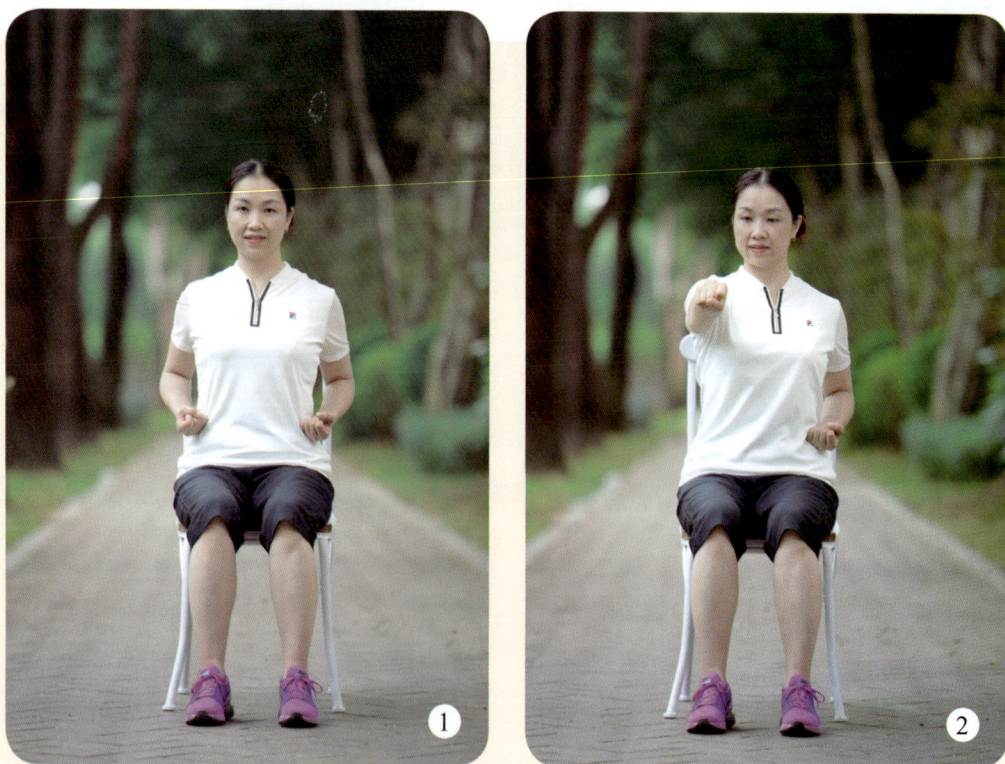

图 1-6　攒拳怒目增气力（1）

③

④

⑤

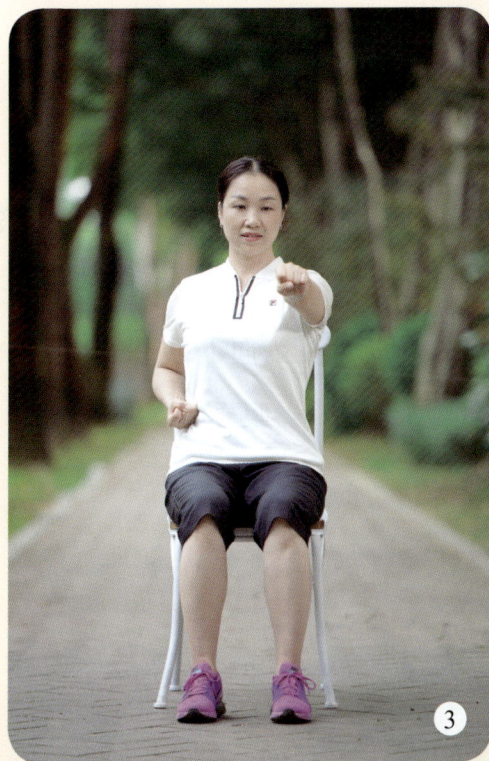

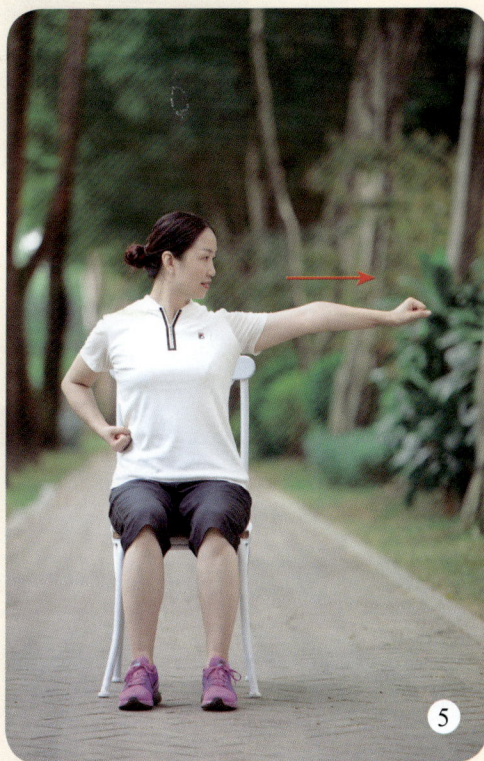

图 1-6　攒拳怒目增气力（2）

第六段：两手攀足固肾腰（见图1-7）

1.两腿向前伸、并拢。

2.视线跟随双手由下往上，吸气同时两手臂徐徐上举至头部外上方并伸直，掌心相对，上体背伸，头略向后仰。

3.视线跟随双手由上往下，呼气同时两手臂徐徐向前下方回落，掌心由内逐渐变为向下，同时上身向前弯腰，两手尽量触及脚趾部，头略抬高，眼看前方。

4.上述动作反复16次。

图1-7　两手攀足固肾腰（1）

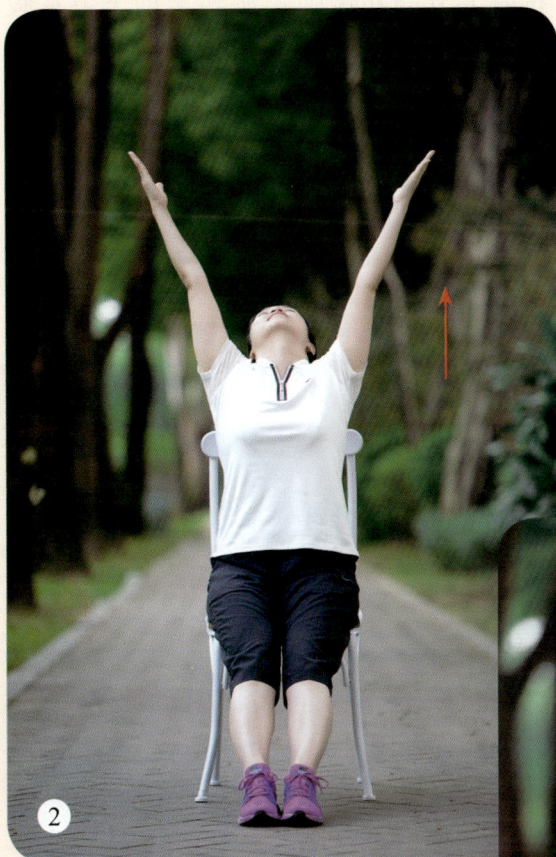

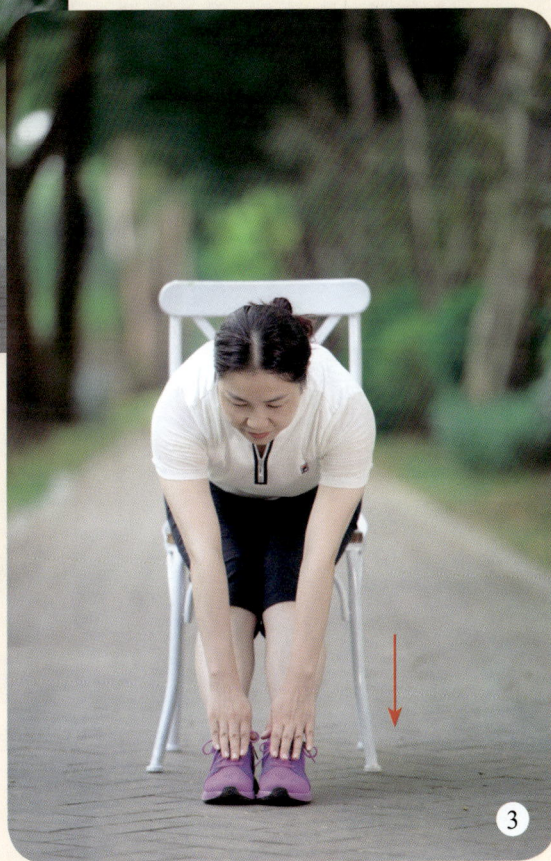

图 1-7 两手攀足固肾腰（2）

第七段：摇头摆尾去心火（见图 1-8）

1. 两手掌交叉于大腿上，拇指向外，掌心向下。

2. 呼气同时头自右后上方向左做弧形旋转至前下方；吸气同时头自前下方做弧形旋转至左后上方，视线向左后方向并保持数秒。

图 1-8　摇头摆尾去心火（1）

3. 呼气同时头自左后上方向右做弧形旋转至前下方；吸气同时头自前下方做弧形旋转至右后上方，视线向右后方向并保持数秒。

4. 上述动作反复 16 次。

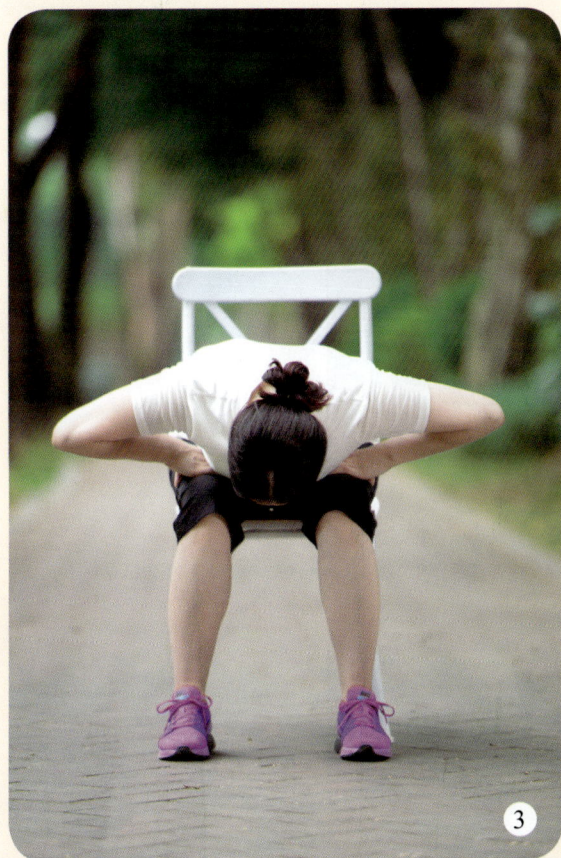

图 1-8　摇头摆尾去心火（2）

第八段：背后七颠百病消（见图1-9）

1.双手掌互握放于腰背部，手掌掌心向后，两腿并拢。

2.吸气同时两脚跟上提，稍待片刻，呼气同时脚跟迅速落地。

3.上述动作反复7次。

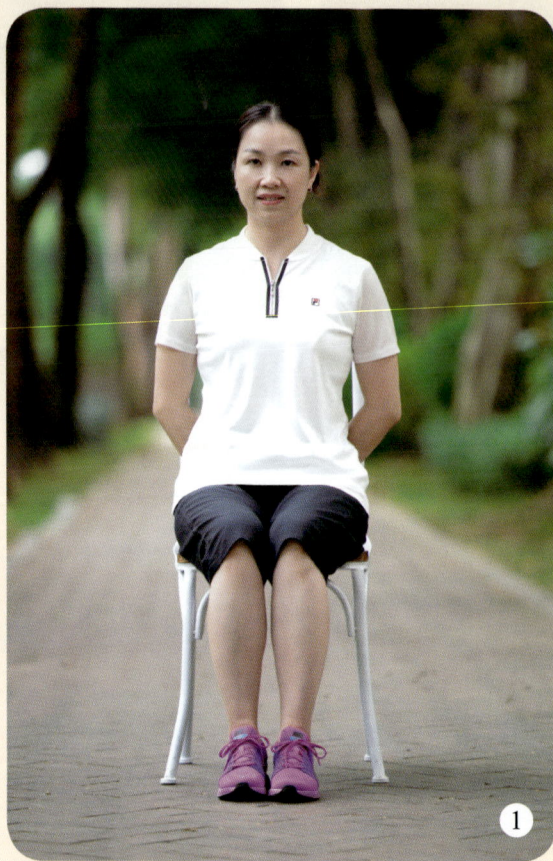

图1-9 背后七颠百病消（1）

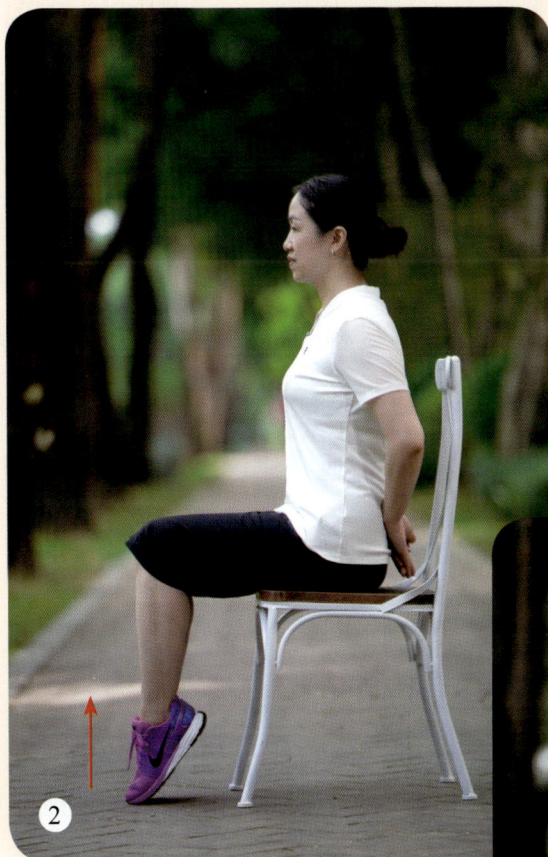

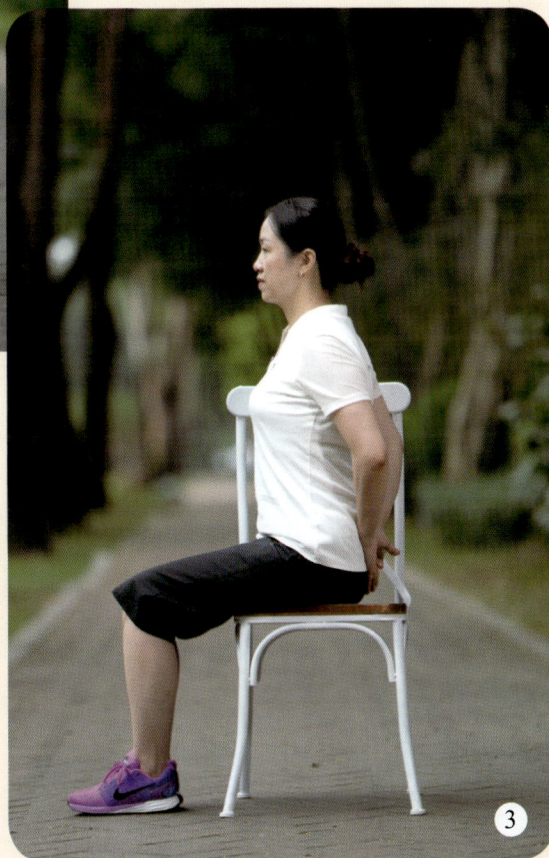

图 1-9　背后七颠百病消（2）

四、注意事项

1. 不适合不能坐立及身体处于不适状态的人群；必须选用软硬、高度适宜且安全的椅子，切勿使用软沙发等。

2. 注意呼吸吐纳及眼神视线与动作相互配合。

3. 因每个人的肺活量、呼吸频率等存在差异，不同情况的练习者对运动负荷的承受能力不尽相同，故练习者对呼吸要求应灵活运用，气息不畅时，应随时进行调节。可根据运动后的身体感觉来确定运动量安排是否合适。建议练习频率为 1 至 2 次 / 天，10 至 20 分钟 / 次。

主要参考资料

[1] 邓铁涛，邹旭，吴焕林. 无病到天年——国医大师邓铁涛的百岁养生经 [M]. 北京：中国中医药出版社，2012.

✿ 养心操

一、简介

中医理论认为心主血脉、主神志，养心即能安眠。"心者"乃"生之本、神之变"[1]，是"五脏六腑之大主"。养生先养心，常做养心操，可有效缓解心脑血管疾病、睡眠不良等。在传统养生学中，拍打属于导引方法中最简单的一种。拍打是人人都会的动作，无论男女老少、体质强弱都可以轻轻松松、随时随地进行。不需要任何人、任何器械的帮助，就可以自我拍打。养心操简单易行，强度适宜，有助于提高老年朋友的心脏功能，长期坚持还能改善血脂，降低血压和心率，延年益寿。

二、养生功效

中医学认为，经络是运行气血、联系脏腑和体表及全身各部的通路，是人体功能的调控系统[2]。适当力度的轻轻拍打相关穴位，能起到自我保健养生的作用。

1. 宽心顺气：膻中为心之外围，代心行令，拍打此穴，能理气活血通络，宽胸理气。

2. 防心悸心慌：中府，脾肺之气汇聚之处；心者，君主之官，极泉位置最高，又为首穴，如君登极。拍打中府、极泉，能防治心悸、心慌。

3. 治心绞痛：大陵穴是手厥阴心包经的输穴和原穴，配劳宫治心绞痛、失眠。

4. 缓解心郁：心包经为行走于上肢，内属于心包，阴气少的经脉。本经主治"脉"方面所发生的病症：心胸烦闷，心痛，掌心发热。

三、动作要领

预备式（见图 2-1）

站立，两脚并拢，腰背挺直，双手自然下垂，肩颈放松，目视前方，保持匀速呼吸。保持 5 秒，使身心放松。

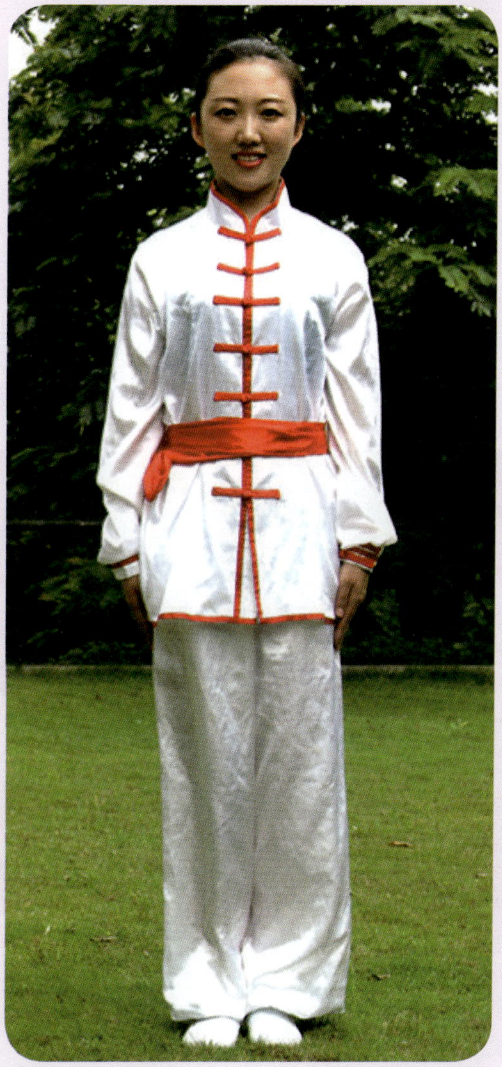

图 2-1　预备动作

第一式：十指相叩护心脏（见图2-2）

十指叉开微展，形如握球，指尖相对，十指相叩，共16次。

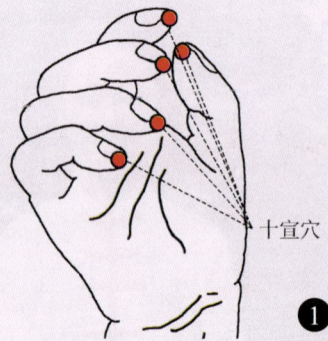

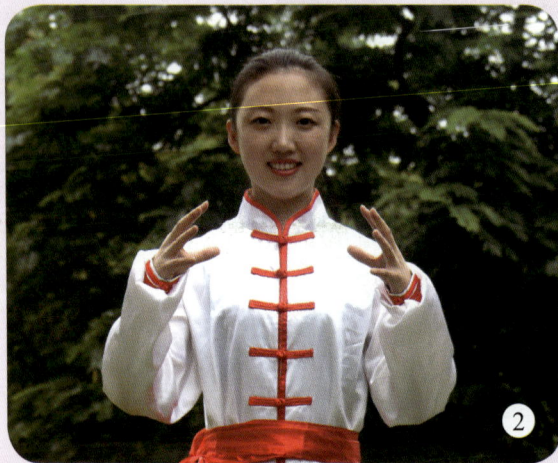

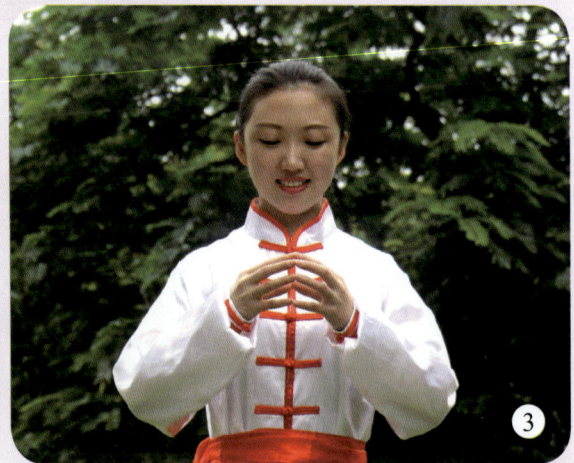

十宣穴

①

②

③

图2-2 十指相叩

第二式：宽心顺气叩膻中（见图 2-3）

两手握拳，然后双手平屈并轻叩膻中穴，共 16 次。

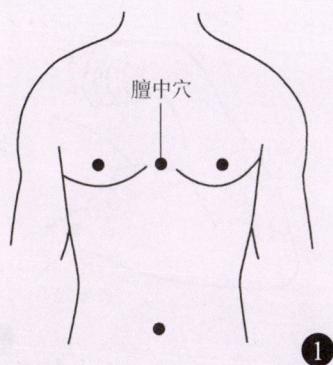

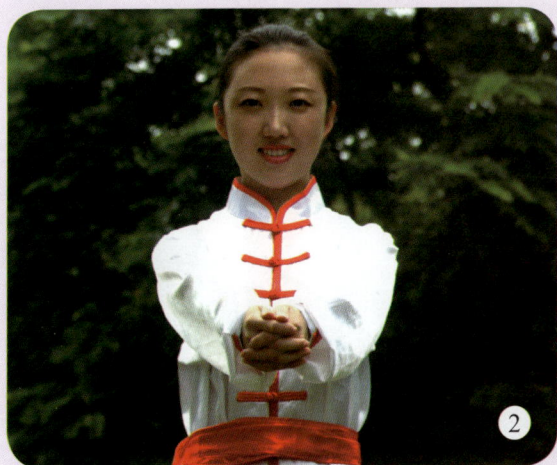

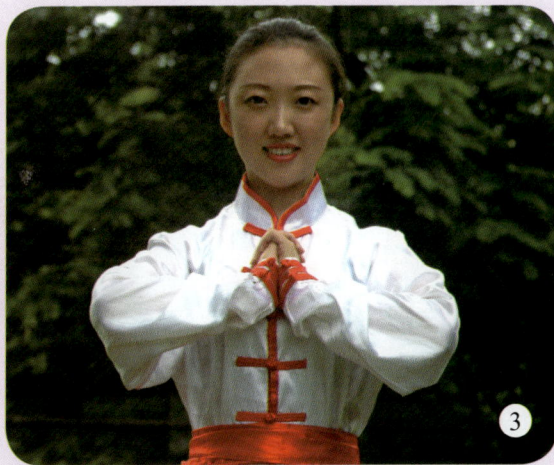

图 2-3　叩膻中

第三式：拍击极泉通经络（见图 2-4）

左手紧贴后脑勺，右手五指伸直并拢，拍击左侧极泉穴。一个节拍后调换双手，右手紧贴后脑勺，左手五指伸直并拢，拍击右侧极泉穴。双手交替，共 16 次。

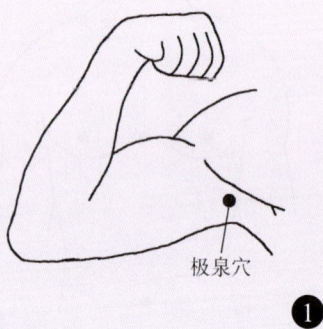

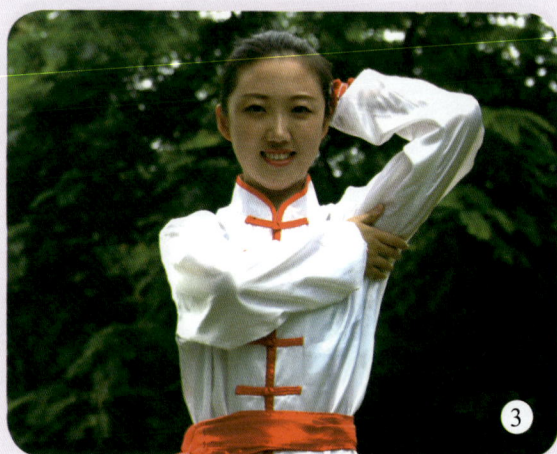

图 2-4　拍击极泉

第四式：拍打中府防心绞（见图 2-5）

左手平举，掌心向上，右手五指并拢，拍打左边中府穴，一个节拍后换左手拍打右边中府穴，共 16 次。

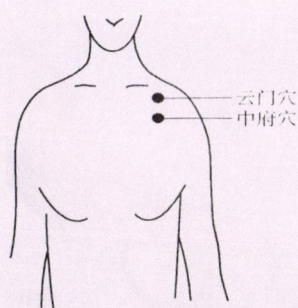

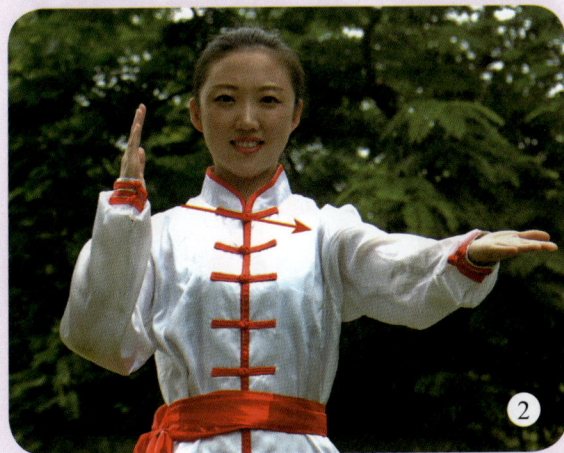

图 2-5　拍打中府

第五式：曲泽、内关防胸痛（见图 2-6）

两手伸直，掌心向上，两手交替拍打左曲泽、右曲泽、左内关、右内关，共 16 次。

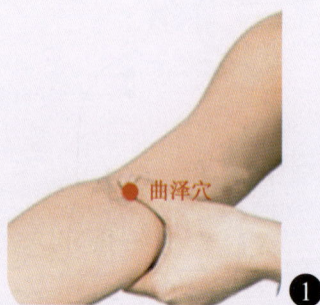

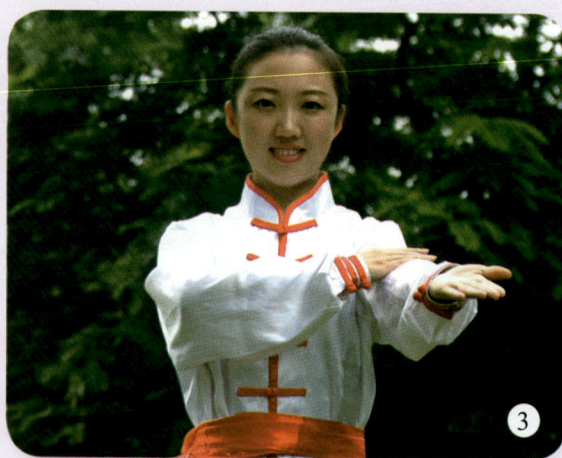

图 2-6　拍曲泽、内关（1）

内关穴

④

⑤

⑥

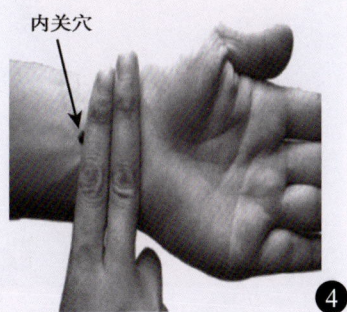

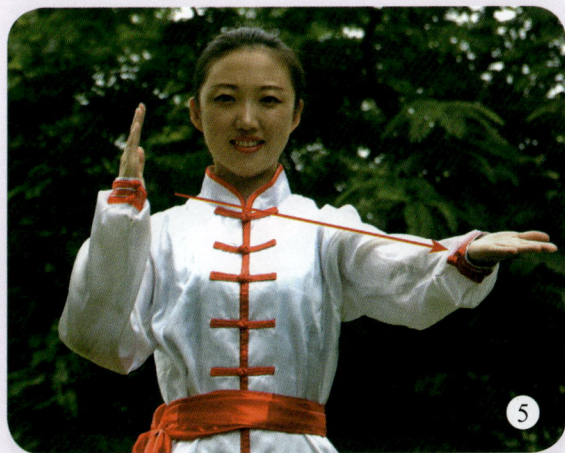

图2-6　拍曲泽、内关（2）

第六式：对捶大陵治心痛（见图 2-7）

两手后臂平举，手腕后弯，对捶大陵穴。共 16 次。

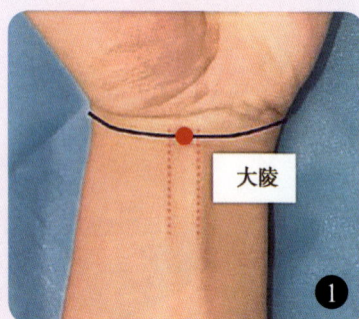

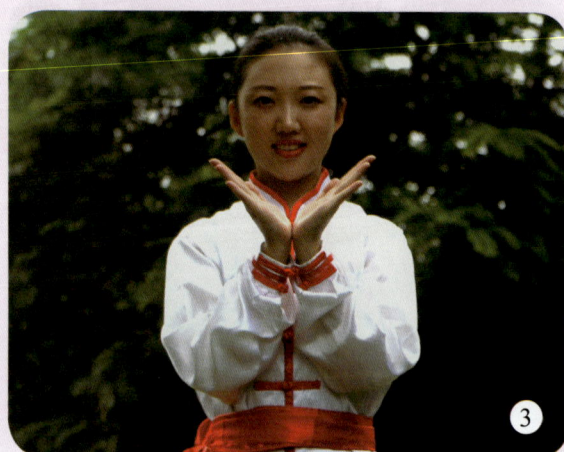

图 2-7　对捶大陵

第七式：撞击鱼际强心脏（见图 2-8）

两手五指伸直并拢，大鱼际相对，随节拍撞击两大鱼际。

一个节拍后，小鱼际相对，随节拍撞击两小鱼际。共 16 次。

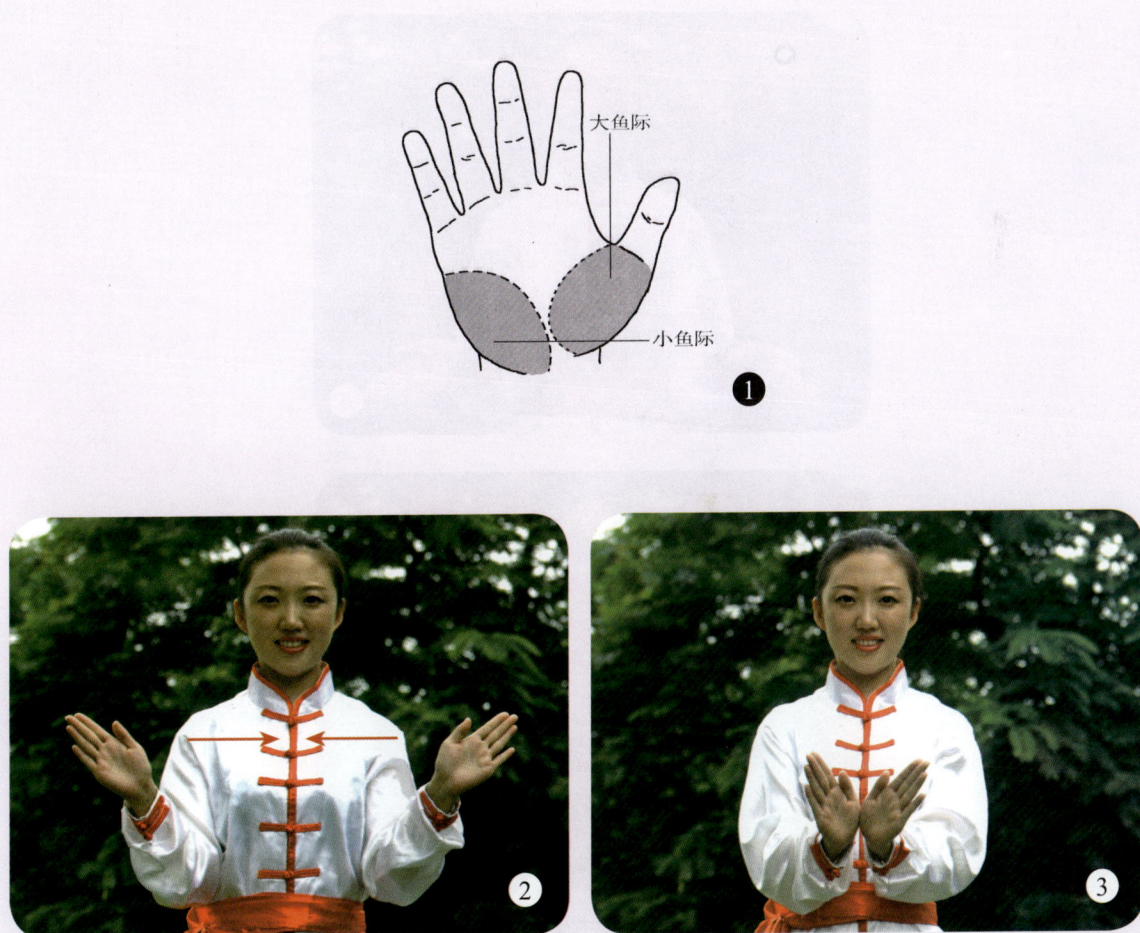

图 2-8　撞击鱼际（1）

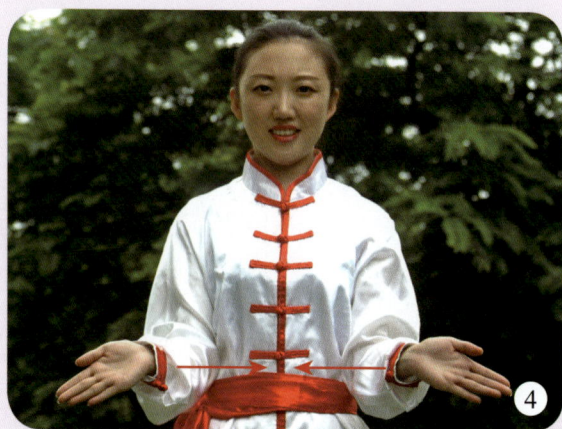

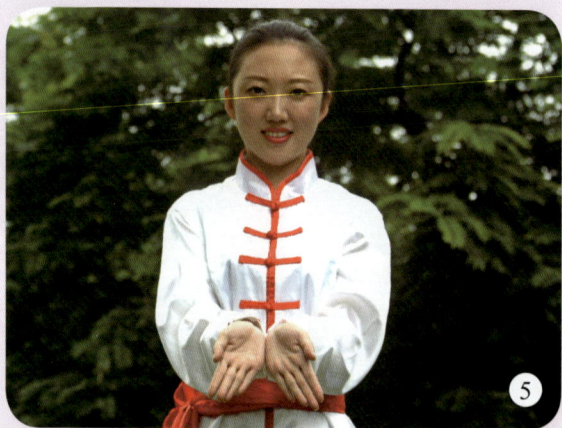

图 2-8　撞击鱼际（2）

第八式：拳击劳宫清心火（见图 2-9）

两手放松，一手五指并拢伸直，另一手握拳，交替拳击劳宫穴。共 16 次。

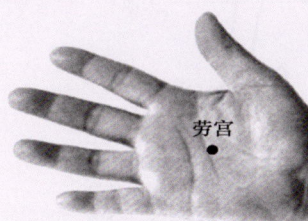

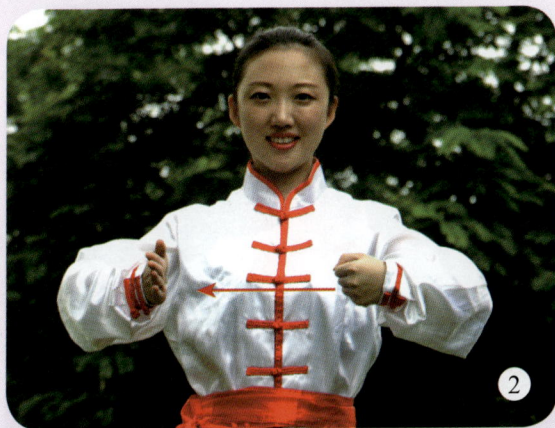

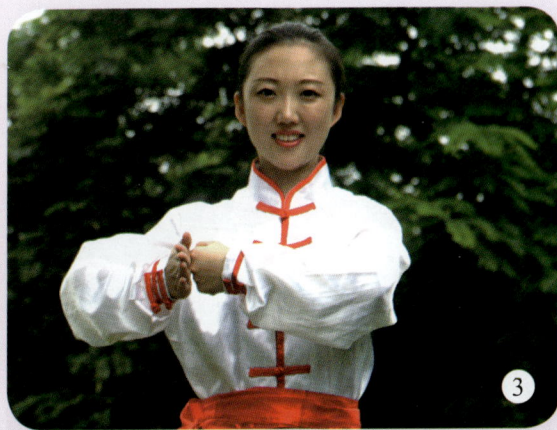

图 2-9 拳击劳宫

第九式：拍心包经解心郁（见图2-10）

伸直左手，手掌自然伸直，右手沿着左手手臂从肩膀处慢慢拍打下来，直到指尖处，一个节拍后换右手，共16次。

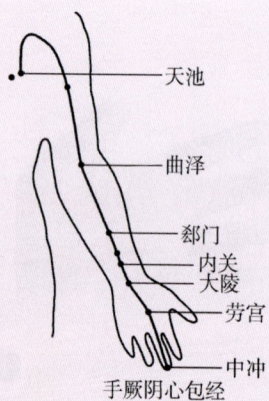

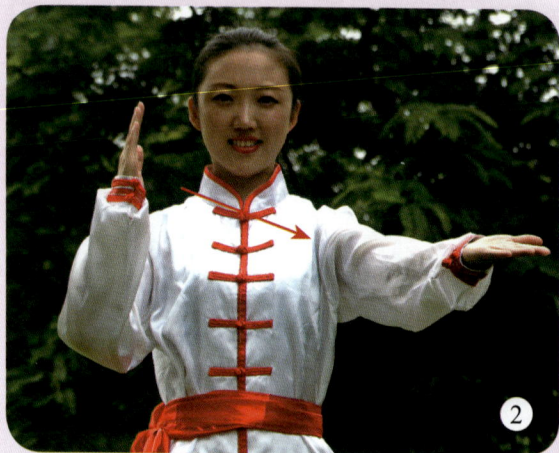
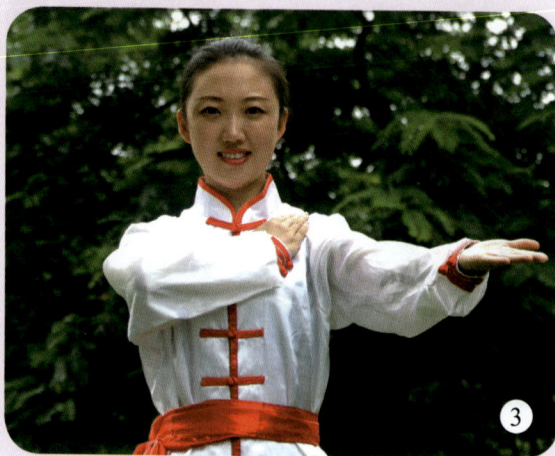

图2-10　拍心包经（1）

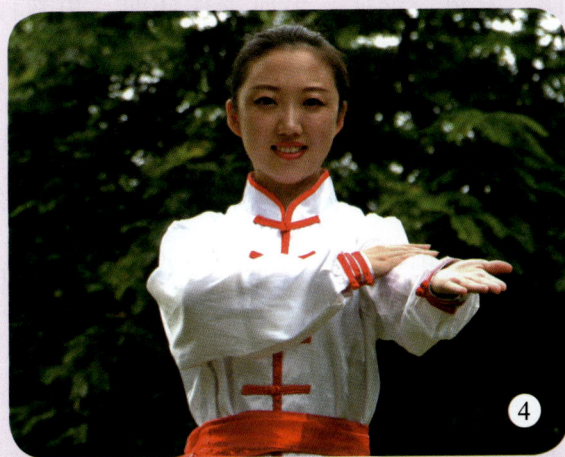

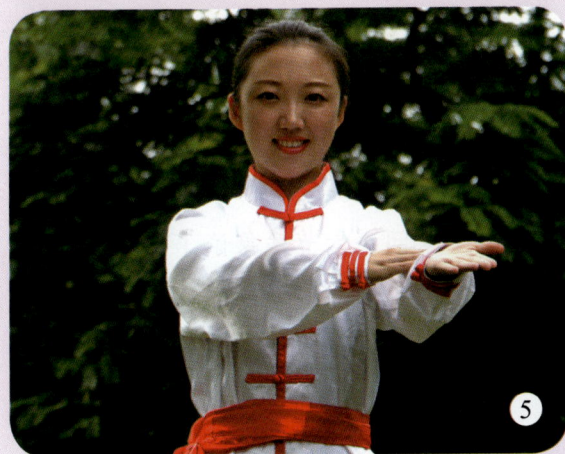

图 2-10　拍心包经（2）

四、注意事项

1. 适用人群： 有心血管疾病的人、睡眠质量差的人、焦虑的人等。

2. 不适用人群： 女性经期、妊娠期不宜拍打；遇心慌、心悸、发热、炎症、出血等疾病时，可暂停拍打；刚做完心脏手术的患者不宜拍打。

3. 力度： 拍打时两手尽量放松，运用腕力，手掌不要伸太直，用力要适中；动作应该有节奏，有韵律。可以按照节拍在心中默数拍子，每个部位数八拍。完成拍打，两手还原，静立片刻，体会身心放松，气血通畅的感觉。

4. 练习强度： 每天2次，每次10分钟即可，晨起和睡前半小时是最佳时间。

主要参考资料

［1］素问·六节藏象论［M］.北京：人民卫生出版社，2005.

［2］唐立龙，王天芳.经络及经络养生［J］.神州学人，2011，31（5）:40-42.

◎ 降压操

一、简介

　　高血压不仅是中老年人最常见的疾病之一，也是现代青年人的高发疾病。患上高血压后平时就要注意控制血压，日常除了要注意自己的饮食，还要适当运动。勤练降压操有利于降压[1]。降压操主要根据中医经络理论选取适当穴位按摩，进行辅助降压保健治疗。内容浅显易懂，科学实用，配合视频指导，简便易学，适合高血压患者自我保健阅读参考，也可作为医务人员指导高血压患者自我保健使用。根据中医"平肝息风"的理论，对太阳、百会、风池等穴位加以按摩，可以调整微血管的舒缩作用，解除小动脉痉挛，从而疏通气血、调和阴阳，对高血压病的预防和治疗有明显作用。

二、养生功效

　　1. 舒筋通络：让阻滞的气血更加通畅，从而达到筋骨舒展，经络通畅，进而达到降压的效果。

2. 清热、疏风解表：疏风解表属于中医理论范畴，外感风邪，风为百病之长，通过疏散风邪而达到解除表证的目的。

3. 明目、止头痛：中医认为，头为诸阳所汇，百脉相通。人体十二经脉和奇经八脉都汇聚于头部，按摩头部穴位，促使诸阳上升，百脉调顺，阴阳和谐，具有疏通经络、运行气血、清心醒目的功效。

4. 宁神、清脑：头为诸阳所汇，百脉相通，按摩头部穴位，达到养血安神、醒脑开窍、补肾健脑之功效。

5. 平肝息风：风池等穴有醒脑开窍、疏风清热、明目益聪的作用。古有"风从上受"之说，风池穴为风邪入侵之门户，具有散风解表、疏风清热、平肝息风、醒脑开窍、调和气血、通经活络之功效。

6. 宽胸、畅气：疏肝理气的保健按摩，有助于调畅气机、改善气血的运行状态，从而有效舒缓压力。

7. 健脾和胃、导血下行：脾为五脏之一，位于中焦，膈之下。其主要生理功能是主运化，主升清，主统血，并与四肢、肌肉密切相关。按摩足三里、内关等穴位可以有补脾健胃、强心等作用。

三、动作要领

第一式：预备动作（见图 3-1）

坐势用宽凳子或椅子，高度以使练功者膝关节屈 90 度为宜，头颈和上身要坐直，身体保持端正，胸部向前稍俯，臀部

向后稍微凸出，正视前方，调息存念，意守双足底涌泉穴，全
身肌肉、内脏、血管全部放松，做到自然舒畅，气沉丹田。采
用鼻吸口呼法，吸气时默念"静"，呼气时默念"松"，使呼吸
自然柔和，舒适自得，每次练呼吸 3 分钟[2]。

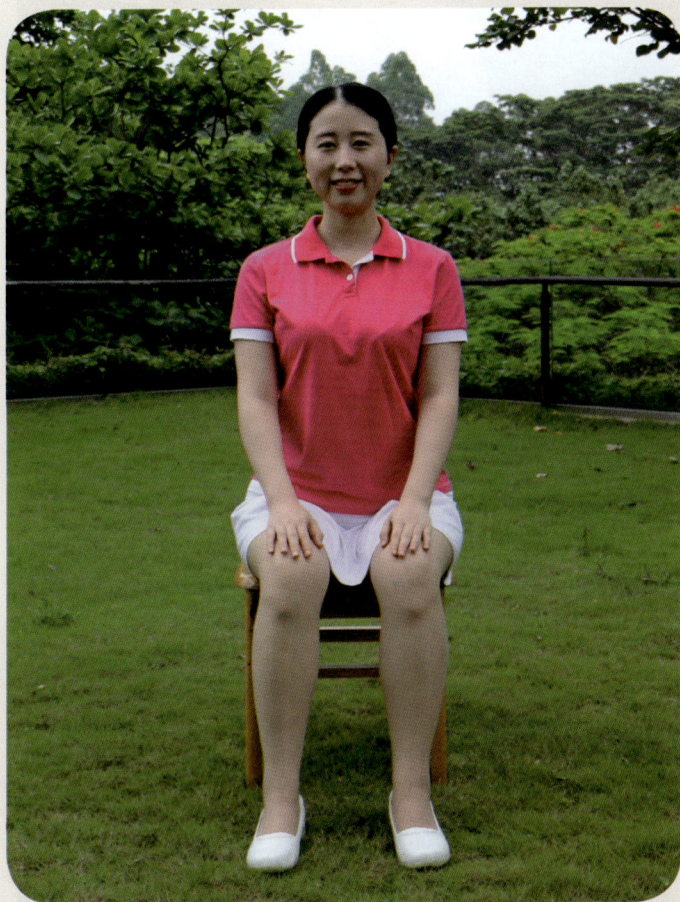

1. 预备姿势

图 3-1 预备动作（1）

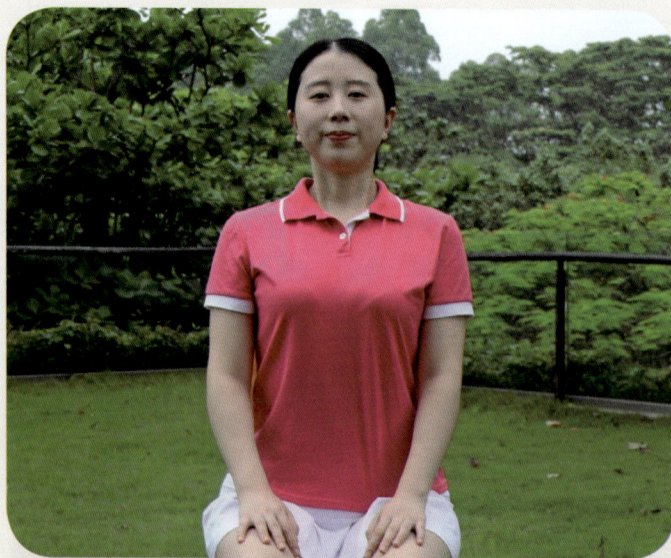

2. 吸气

3. 呼气

图 3-1 预备动作（2）

第二式：手部运动（见图 3-2）

1. 轻击指尖：十指叉开微展，形如握球，指尖相对，十指相扣，对敲 30 次。

2. 插指根：十指叉开，左右手交叉 30 次。

3. 击打小鱼际：两手臂平举，手腕平弯，掌心向上，对捶小鱼际 30 次。

4. 击打大鱼际：两手臂平举，两手掌心相对，对捶拇指侧 30 次。

5. 击打劳宫：两手放松，一手五指并拢伸直，另一手握拳，左右手交替拳击劳宫穴 30 次。

6. 击打掌根：两手臂平举，手腕后弯，对捶掌根 30 次。

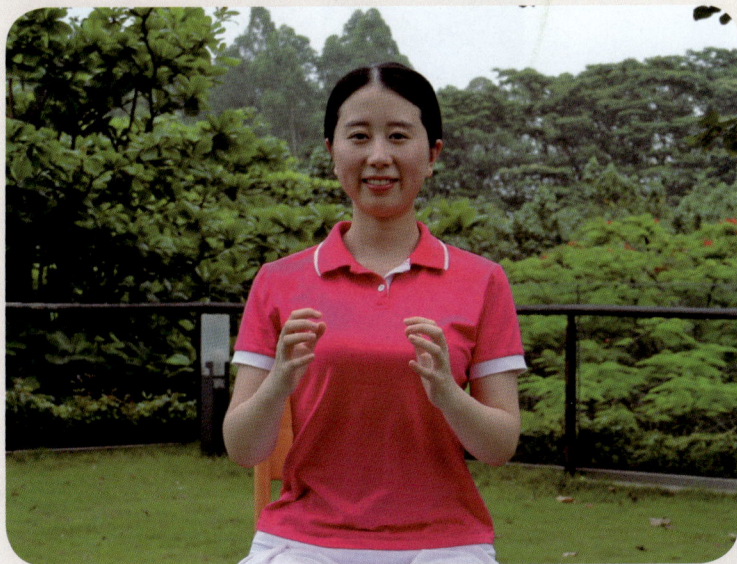

1. 轻击指尖

图 3-2　手部运动（1）

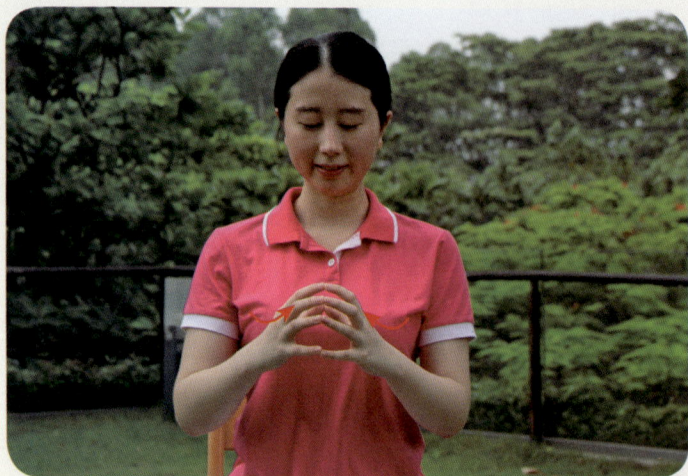

2.轻击指尖

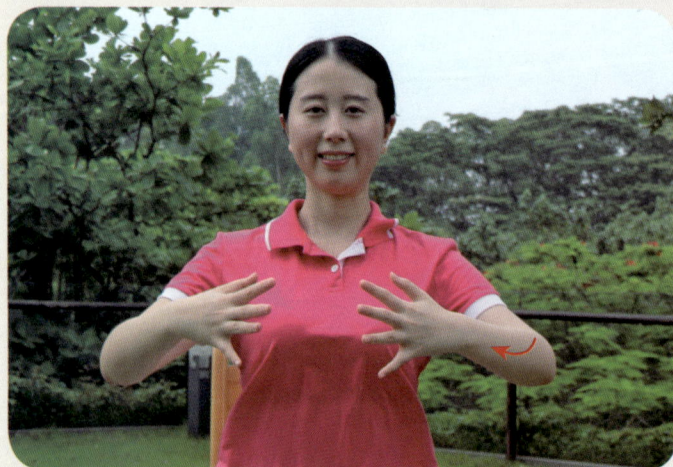

3.插指根

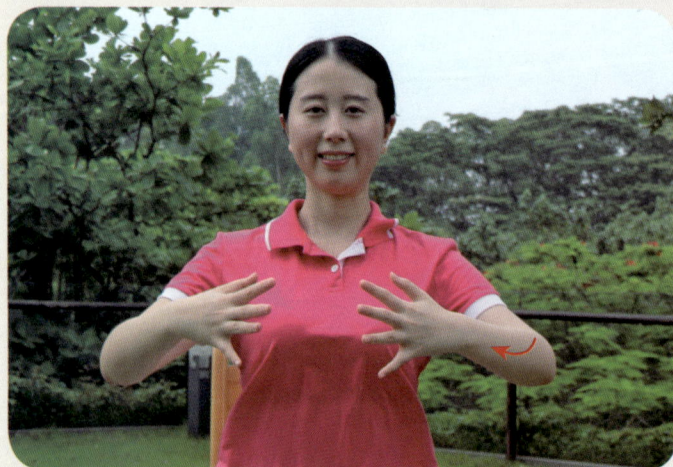

4.插指根

图3-2　手部运动（2）

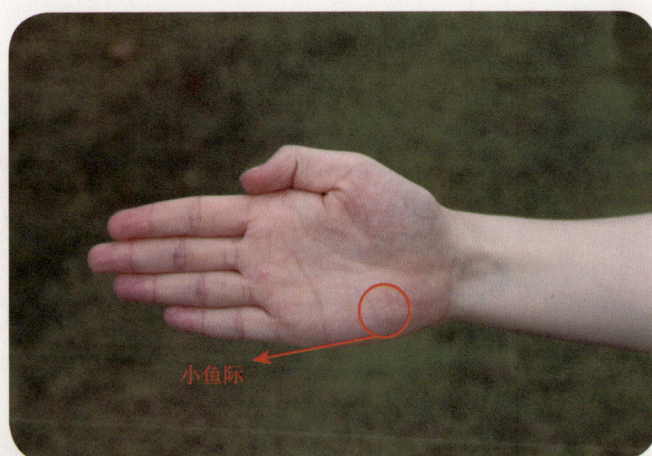

5. 小鱼际

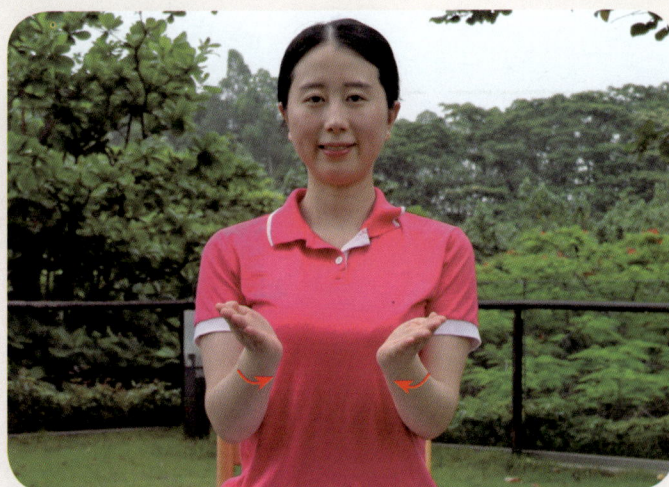

6. 大鱼际

7. 轻击小鱼际

图 3-2　手部运动（3）

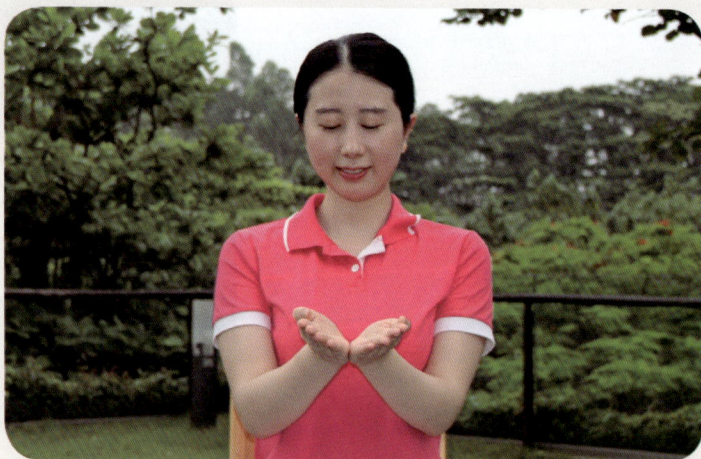

8.轻击小鱼际

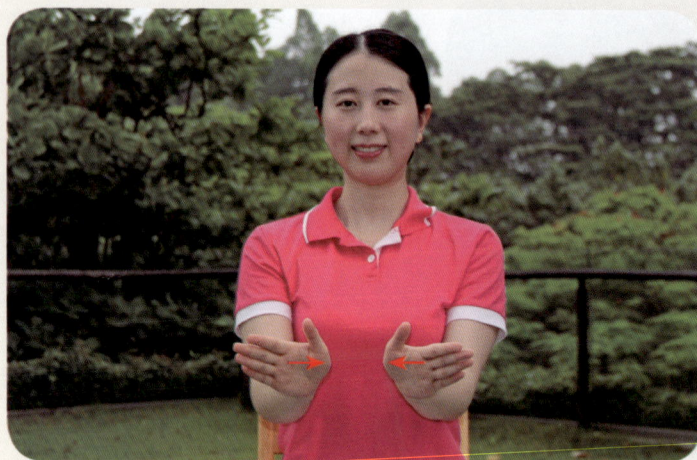

9.轻击大鱼际

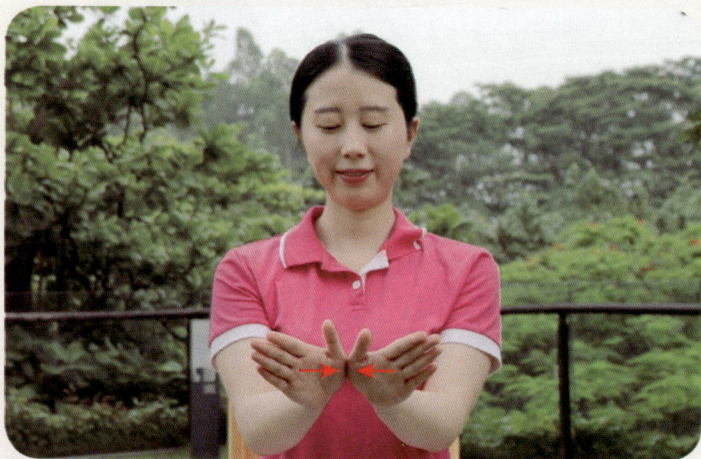

10.轻击大鱼际

图 3-2　手部运动（4）

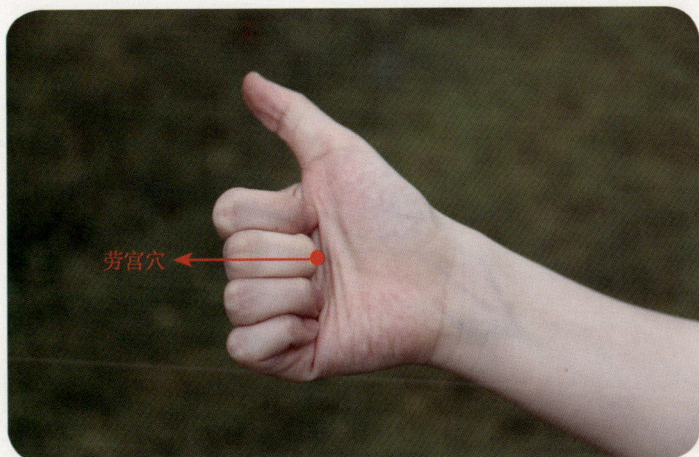

11. 劳宫穴

12. 掌根

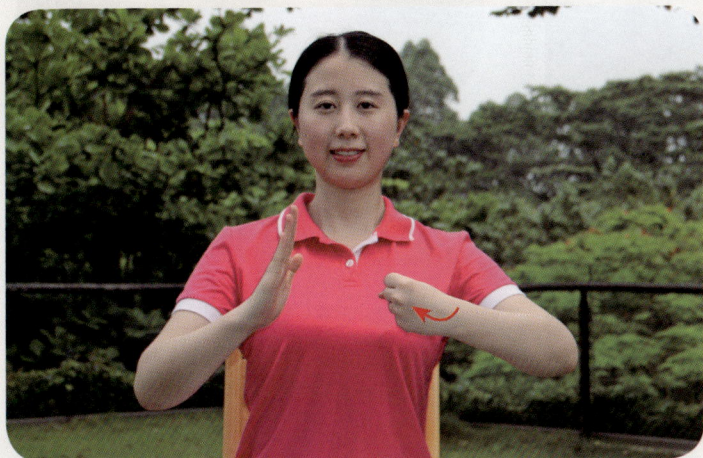

13. 击打右劳宫穴

图 3-2　手部运动（5）

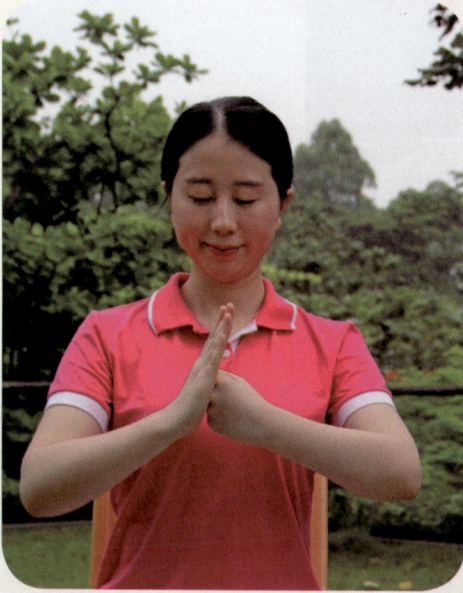

14. 击打右劳宫穴

15. 击打左劳宫穴

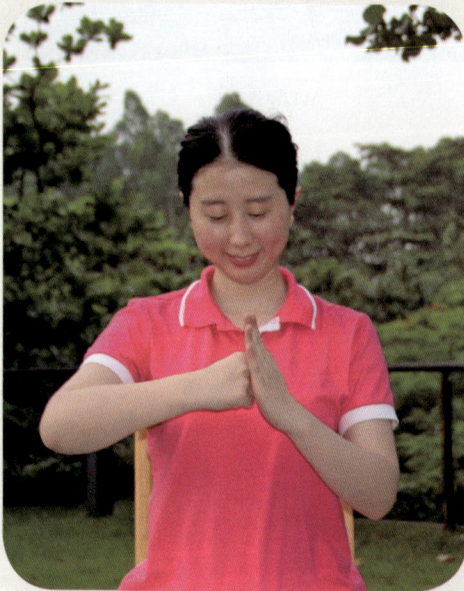

16. 击打左劳宫穴

图 3-2　手部运动（6）

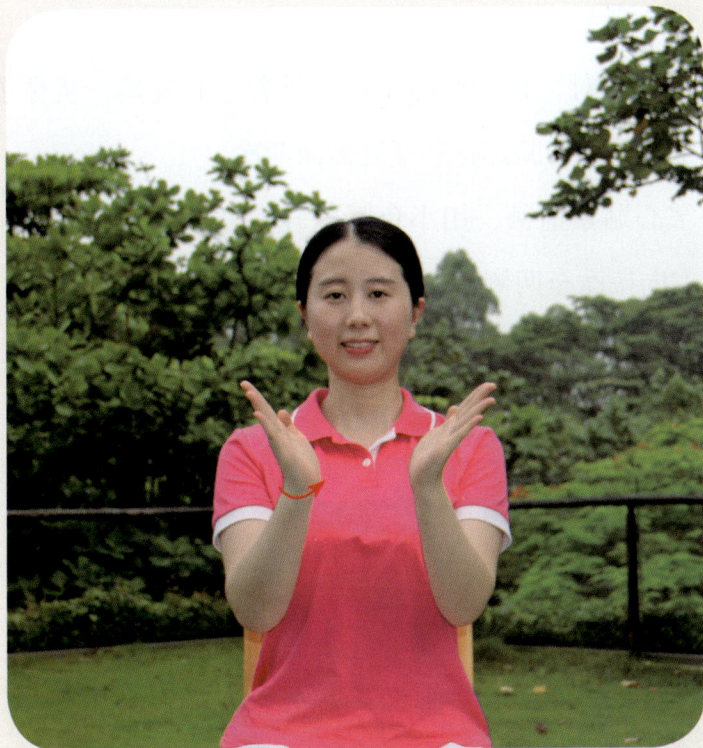

17. 击打掌根

18. 击打掌根

图 3-2　手部运动（7）

第三式：按摩头面（见图3-3）

1. 两手手心相对，相互摩擦生热。借着手心发热，从鼻子两侧，向上至额前顺着脸部轮廓轻轻擦面两次。

2. 两手掌心贴紧前额，用小鱼际轻轻按摩额前，两手自印堂向太阳穴方向按摩至两侧颞部，再向后至枕部。

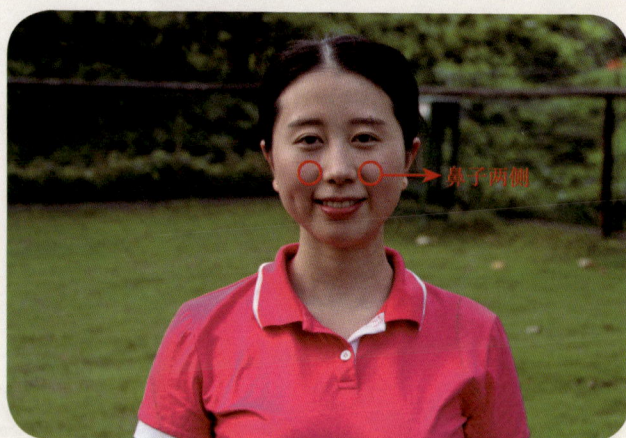

1. 鼻子两侧

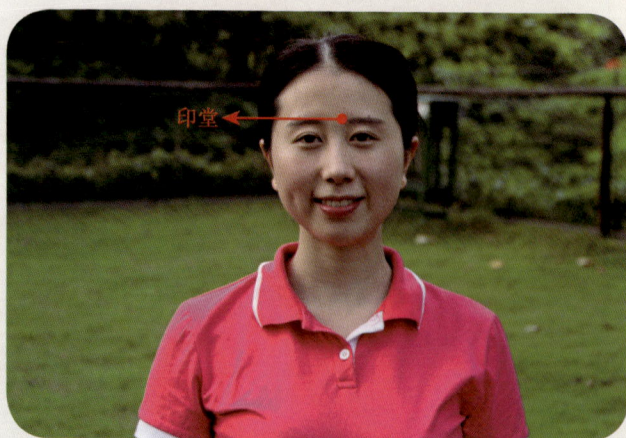

2. 印堂

图3-3　按摩头面（1）

3. 用两手小鱼际从枕部轻轻向下按摩至颈部两侧，再顺沿到双肩部，然后双手自然放于两侧肩部，掌心向下，以双手臂带动肩部由后至前旋转。最后双手由肩部向下按摩至胸前，轻轻按摩胸部。（整个按摩头面共四个十二拍）

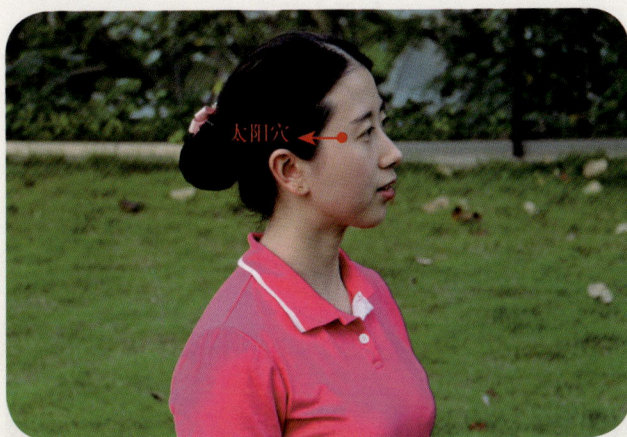

3. 太阳穴

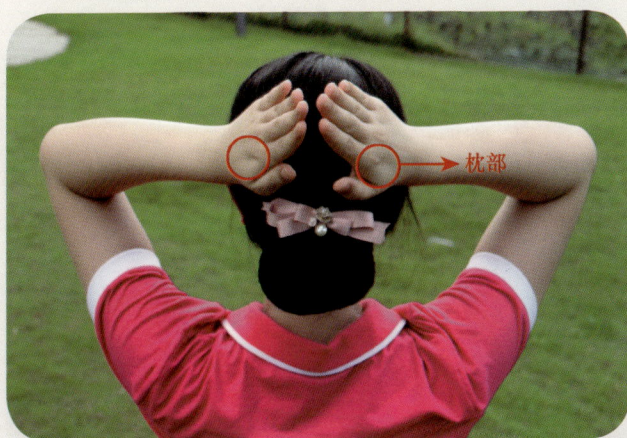

4. 枕部

图 3-3　按摩头面（2）

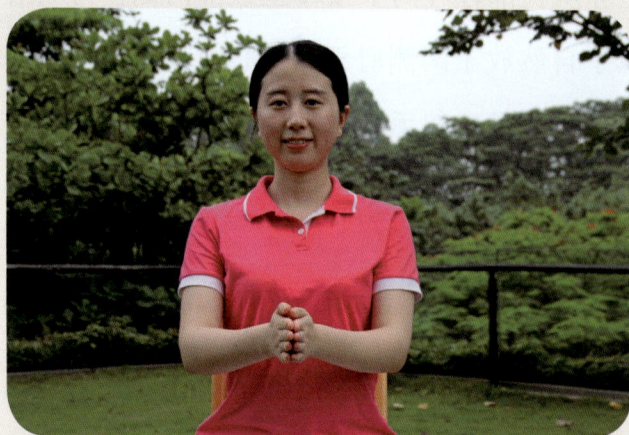

5. 双手摩擦

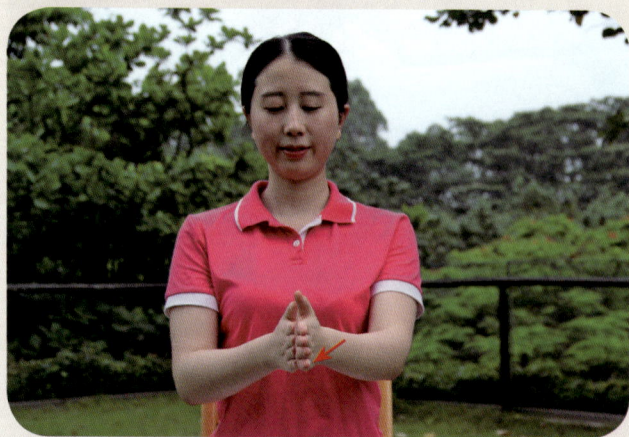

6. 双手摩擦

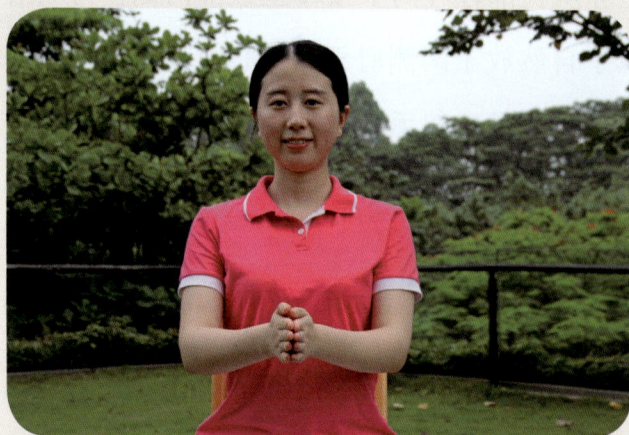

7. 双手摩擦

图 3-3　按摩头面（3）

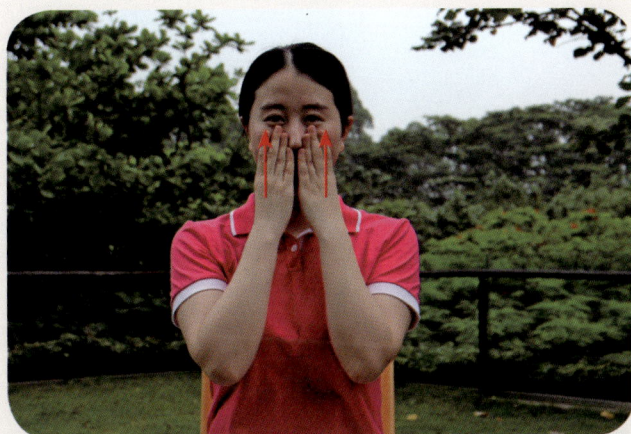

8.鼻子两侧

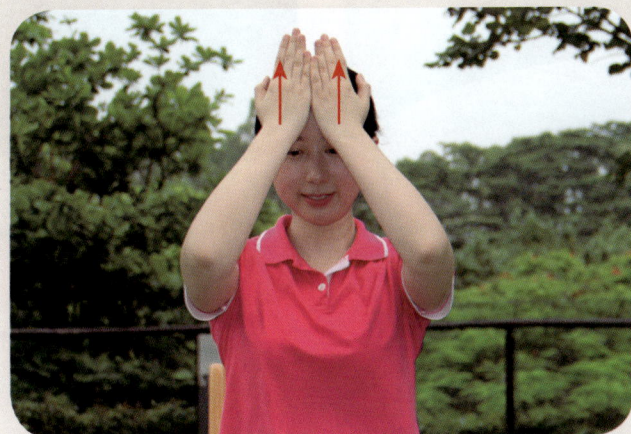

9.鼻翼（侧面观）

10.前额

图 3-3　按摩头面（4）

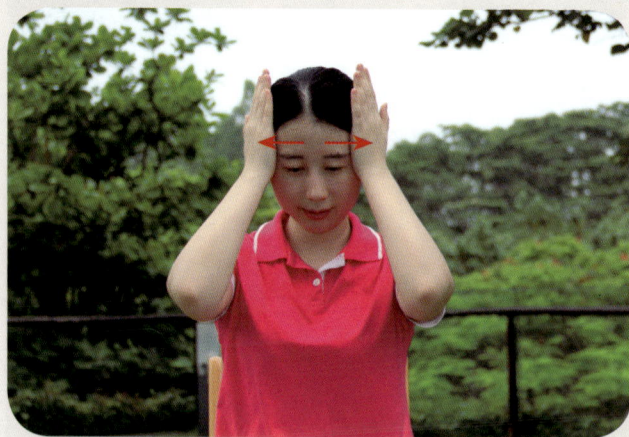

11. 太阳穴

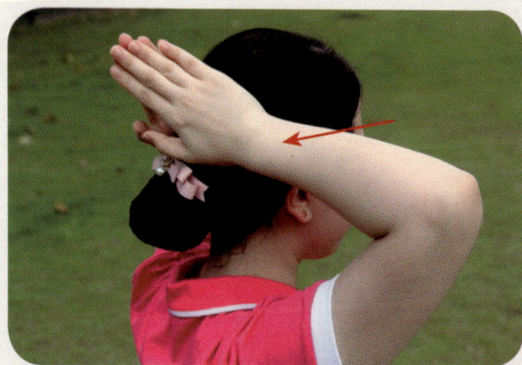

12. 枕部

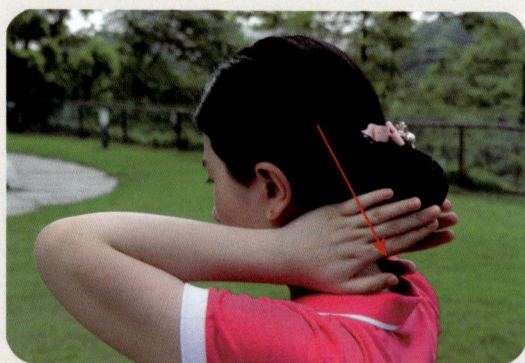

13. 颈部

图 3-3　按摩头面（5）

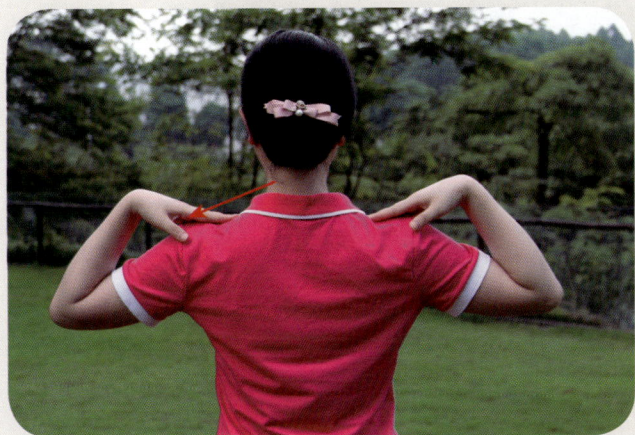

14.肩部

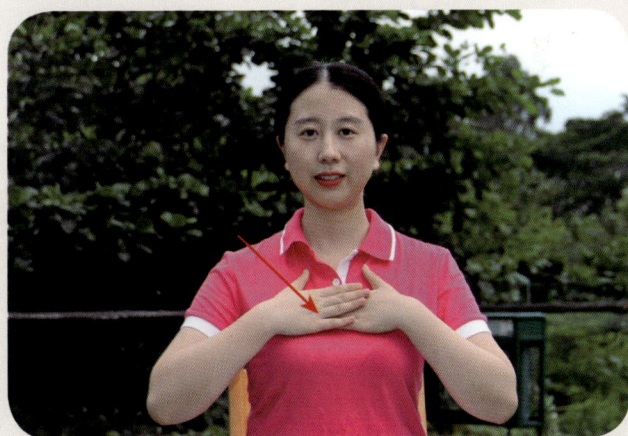

15.胸前

图 3-3　按摩头面（6）

第四式：按揉太阳（见图3-4）

1.双手臂徐徐上举至与肩平行，以左右手食指螺纹面，紧贴眉梢与外眼角中间向后的一寸凹陷处。

2.闭上眼睛，按揉太阳穴，顺时针旋转，一周为一拍（四个八拍）。

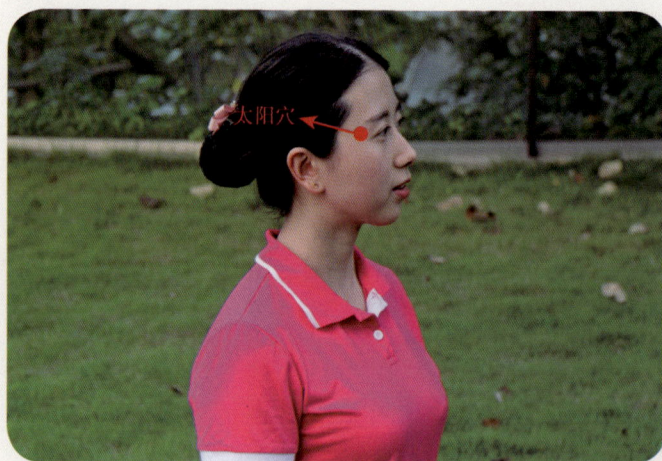

1. 太阳穴

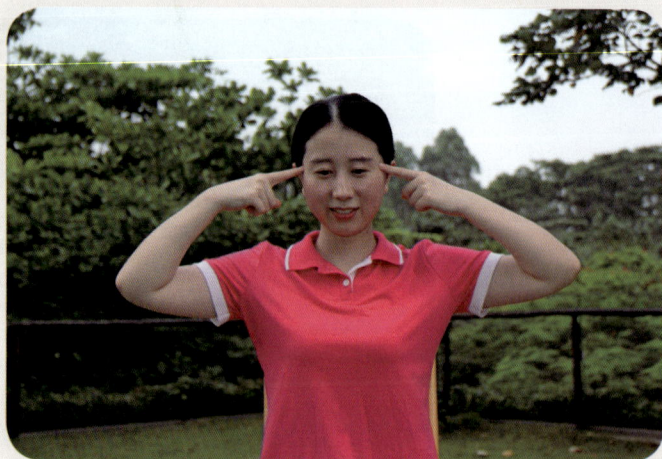

2. 按揉太阳穴

图3-4 按揉太阳

第五式：按揉百会（见图3-5）

1. 右手臂徐徐上举至头顶部取穴，掌心向下。

2. 用右手掌紧贴百会穴旋转按摩，一周为一拍（本穴在头顶，两耳尖连线的中央）（四个八拍）。

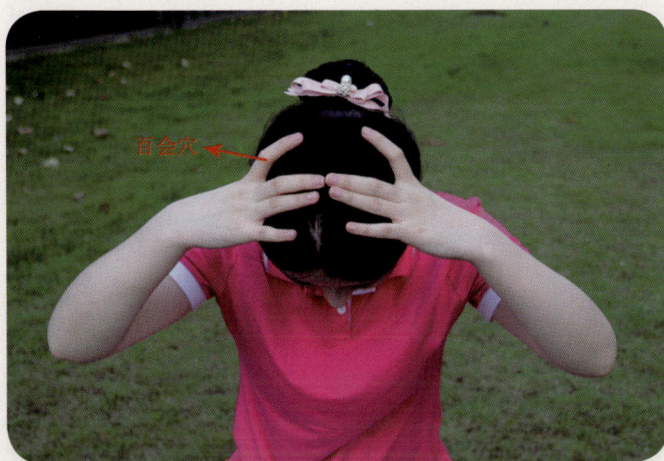

1. 百会穴

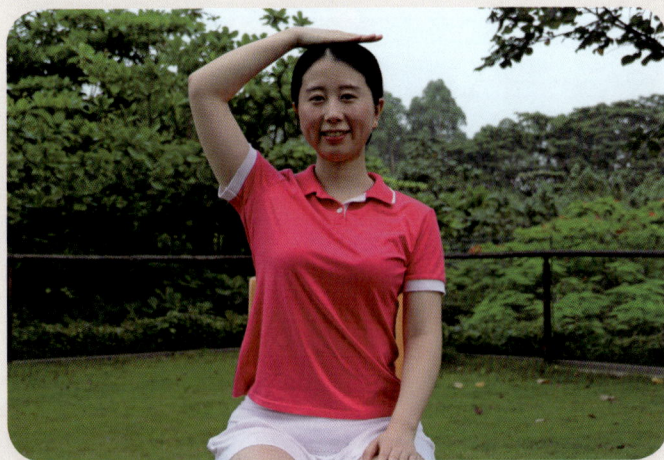

2. 按揉百会穴

图3-5　按揉百会

第六式：按揉风池（见图 3-6）

1. 双手臂徐徐上举至与肩平行，双手至枕后部。

2. 以双手拇指螺纹面扫揉双侧风池穴，顺时针旋转一周为一拍（风池穴在颈后际两侧凹陷处）（四个八拍）。

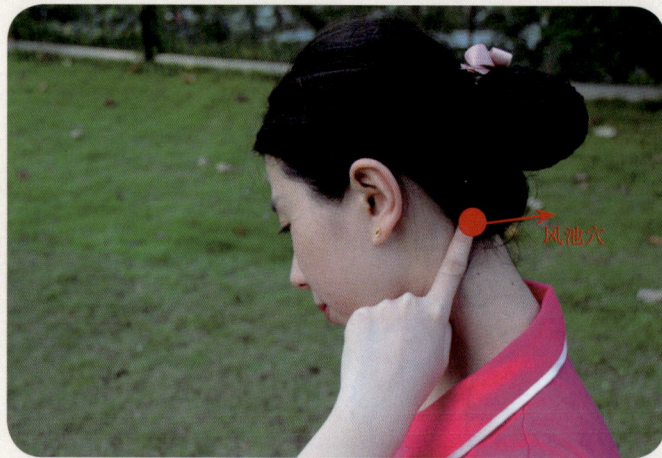

风池穴

1. 风池穴

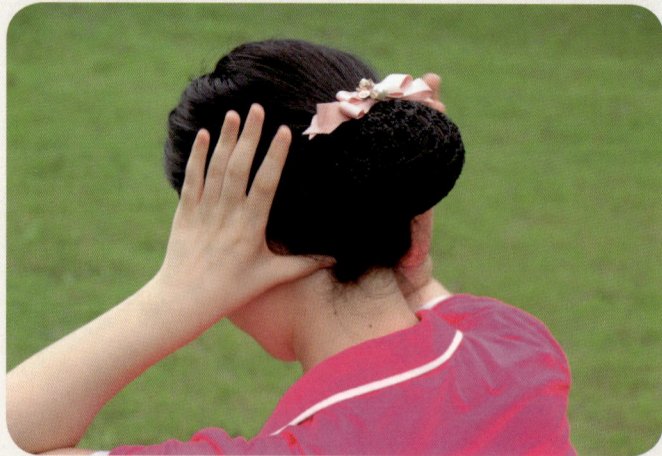

2. 按揉风池穴

图 3-6　按揉风池

第七式：摩头清脑（见图 3-7）

1.两手五指自然分开并排，手心相对前额。

2.用小鱼际从眼眶内侧向外侧方向轻轻按摩至颞部，再从颞部沿耳廓向耳后分别按摩，从前至后弧线行走一次为一拍（四个八拍）。

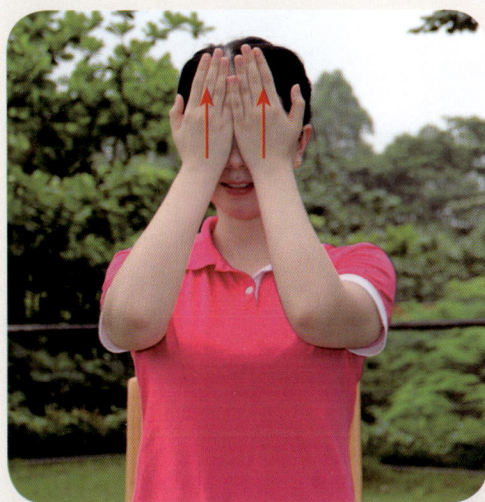

1. 眼眶

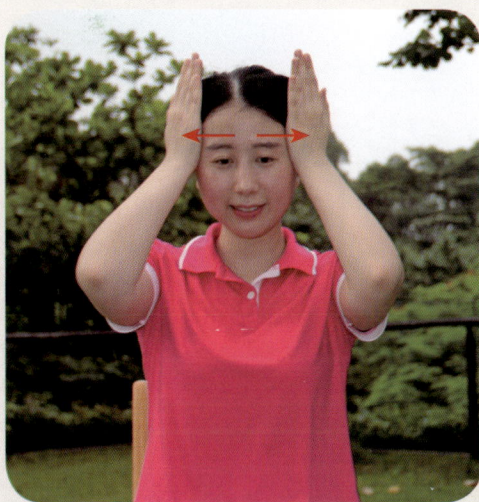

2. 颞部

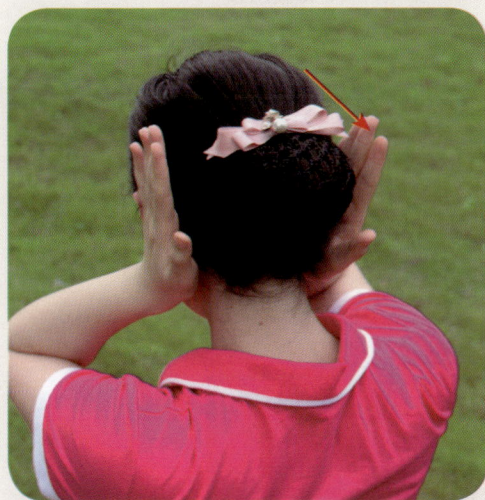

3. 耳廓（侧面观）

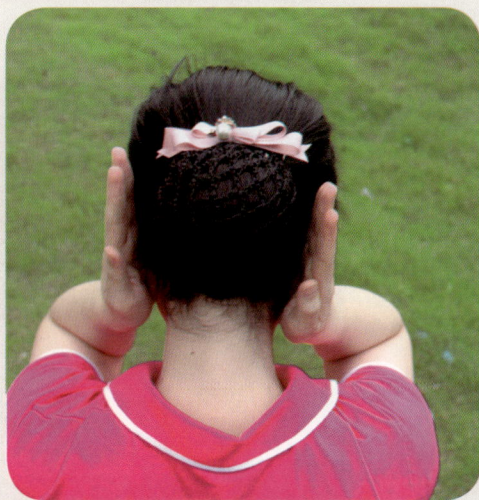

4. 耳廓（后面观）

图 3-7　摩头清脑

第八式：擦颈降压（见图3-8）

1.左手臂徐徐上举至对侧颈部，掌心贴颈部皮肤。

2.用左手大鱼际擦右颈部胸锁乳突肌（颈阔肌深层，颈部两侧），再换右手擦左颈，一次为一拍（四个八拍）。

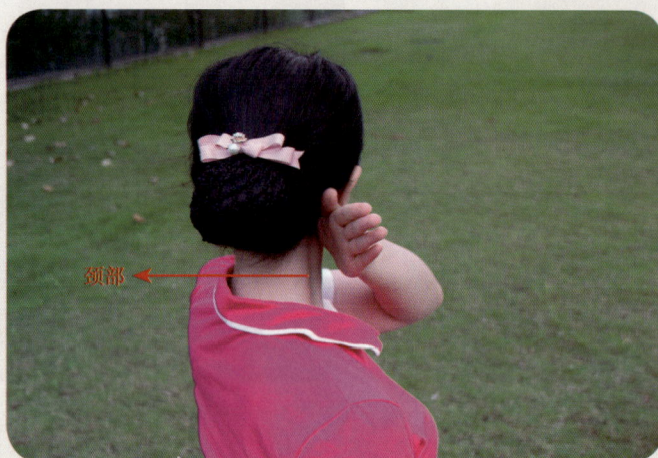

1. 颈部部位

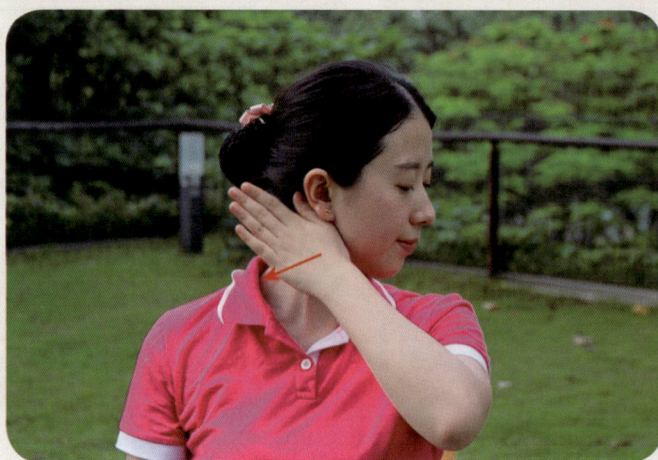

2. 擦右颈

图3-8　擦颈降压（1）

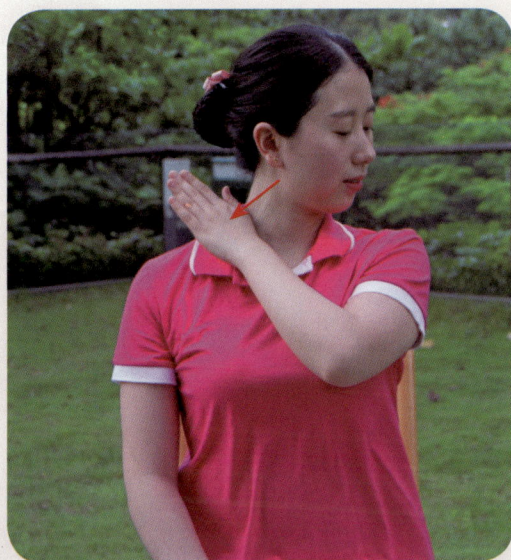

3.擦右颈

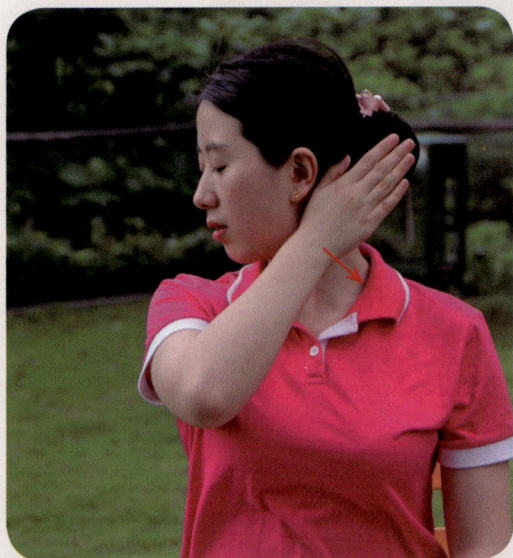

4.擦左颈

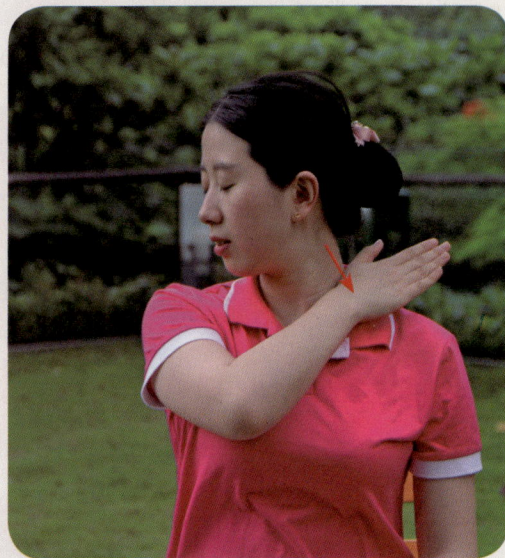

5.擦左颈

图 3-8 擦颈降压（2）

第九式：揉曲降压（见图 3-9）

1. 左手臂抬于胸前、内屈，手指微屈，微握拳，拳心向内。

2. 用右手拇指螺纹面按揉肘关节、屈肘尖凹陷处曲池穴，再两手相换，旋转一周为一拍（四个八拍）。

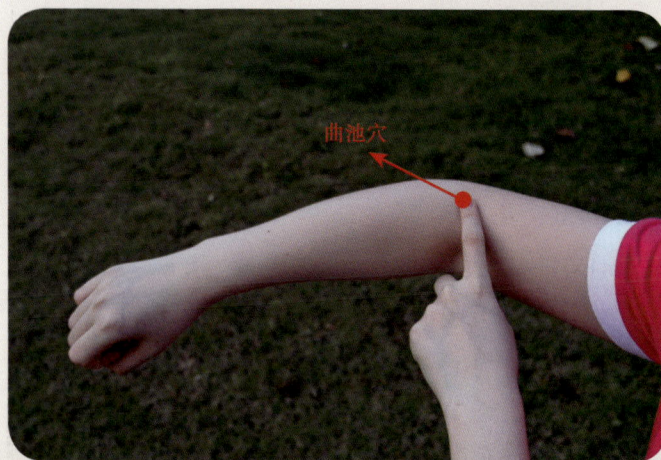

1. 曲池穴

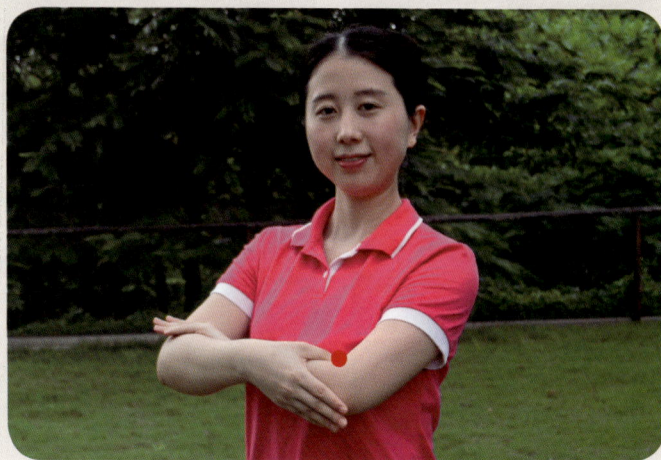

2. 按揉左曲池穴

图 3-9　揉曲降压（1）

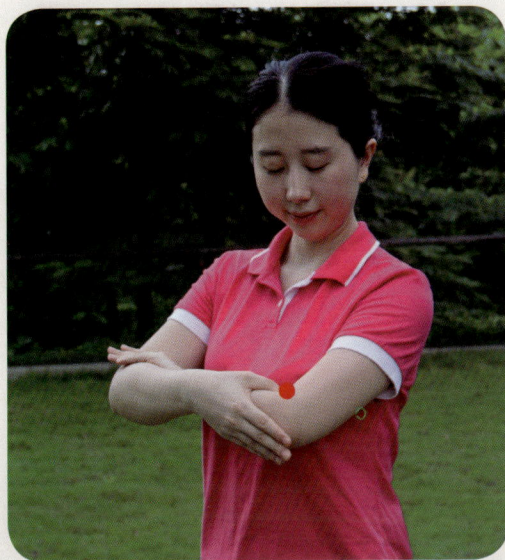

3.按揉左曲池穴

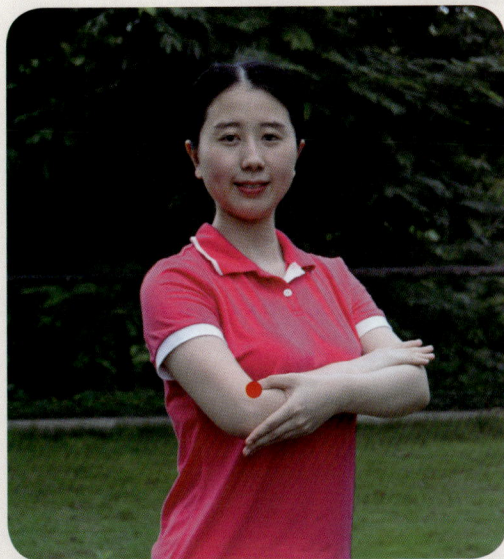

4.按揉右曲池穴

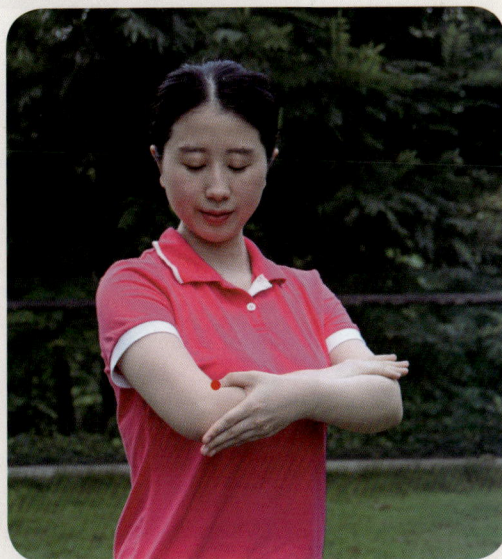

5.按揉右曲池穴

图3-9　揉曲降压（2）

第十式：揉关宽胸（见图3-10）

1.左手臂向前伸直，手掌并拢，掌心向上。

2.再用右手拇指螺纹面按揉左手内关穴后，换左手按揉右

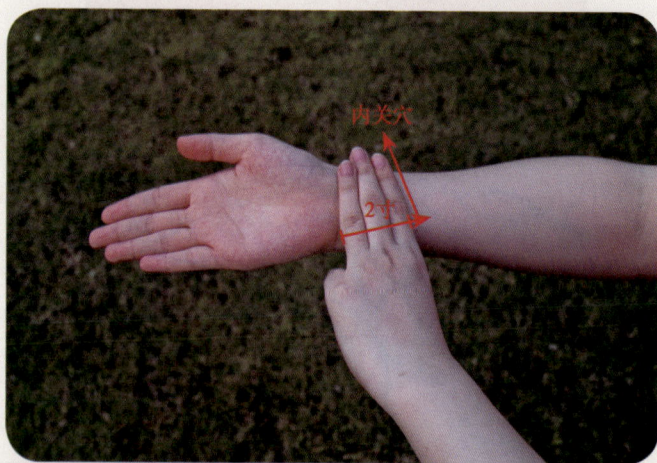

1.内关穴

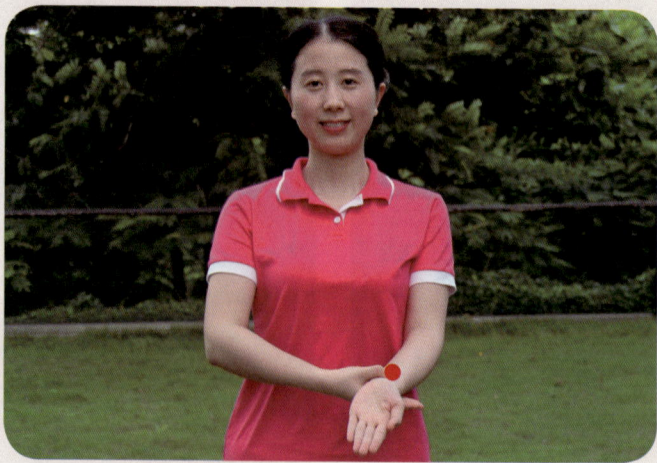

2.按揉左内关穴

图3-10　揉关宽胸（1）

手内关穴，以顺时针方向按揉一周为一拍（内关穴在腕横纹上三横指，两筋之间）（四个八拍）。

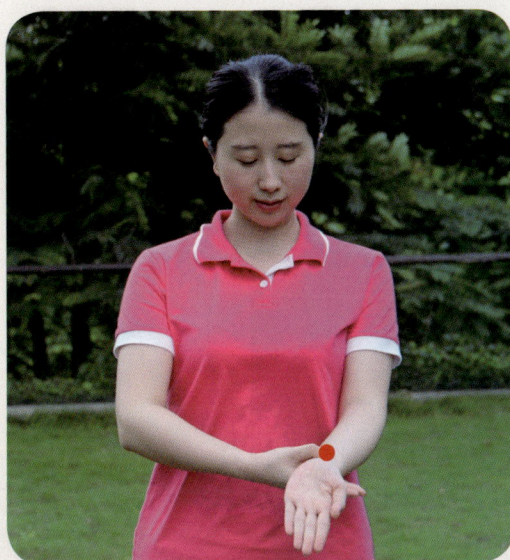

3. 按揉左内关穴

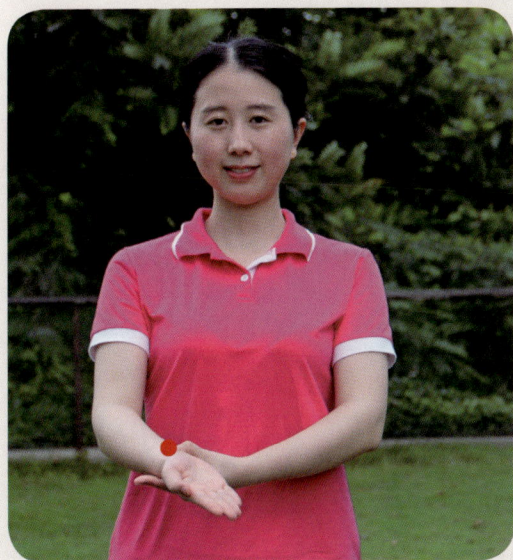

4. 按揉右内关穴

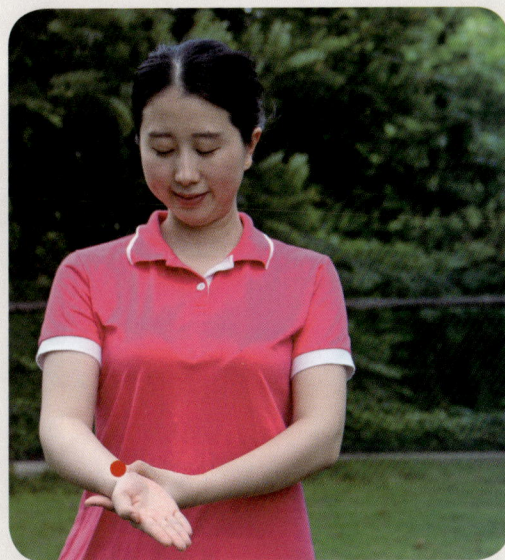

5. 按揉右内关穴

图 3-10　揉关宽胸（2）

第十一式：揉里治本（见图 3-11）

1. 两腿向前伸，身体微微向前倾。

2. 分别用左、右手拇指同时按揉双小腿足三里穴，旋转一周为一拍（本穴在外膝眼下四横指外侧凹陷处）（四个八拍）。

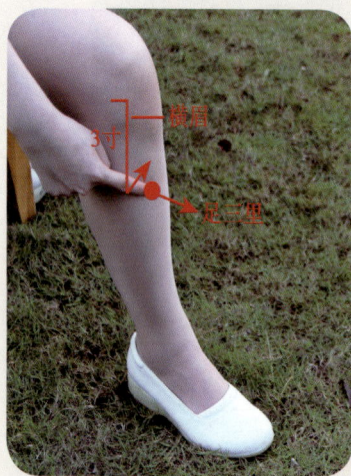

1. 足三里

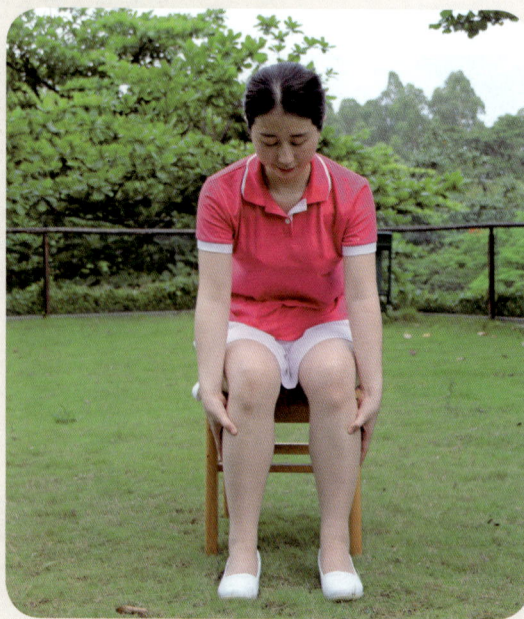

2. 按揉足三里

图 3-11　揉里治本

第十二式：扩胸调气（见图 3-12）

1. 两手放松下垂，双目正视前方，然后握空拳。

2. 双手屈肘徐徐抬起至胸前，提肩向后扩胸，最后放松还原（四个八拍）。

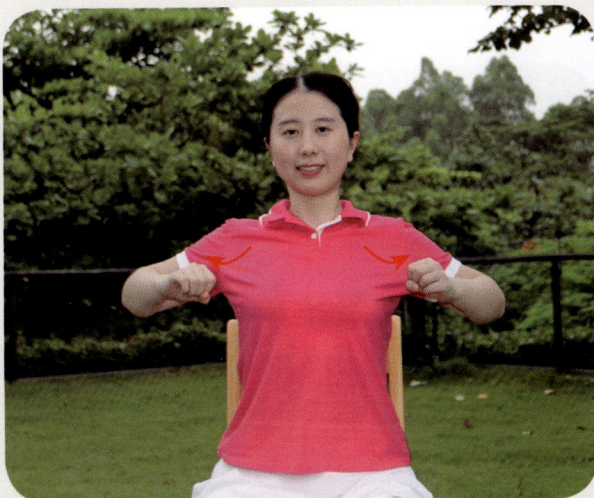

1. 扩胸（向后）

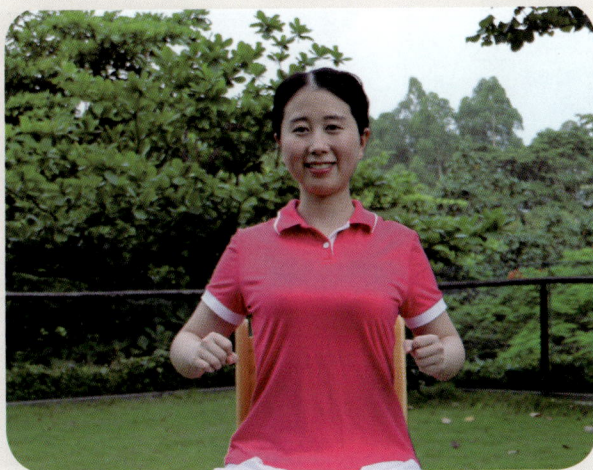

2. 扩胸（向后下）

图 3-12　扩胸调气

第十三式：蹬摩脚心（见图 3-13）

1. 双足脱鞋，一足跟置于另一足心处，双膝向外扩张。

2. 双足跟交替蹬摩脚心，使脚心感到温热（四个八拍）。

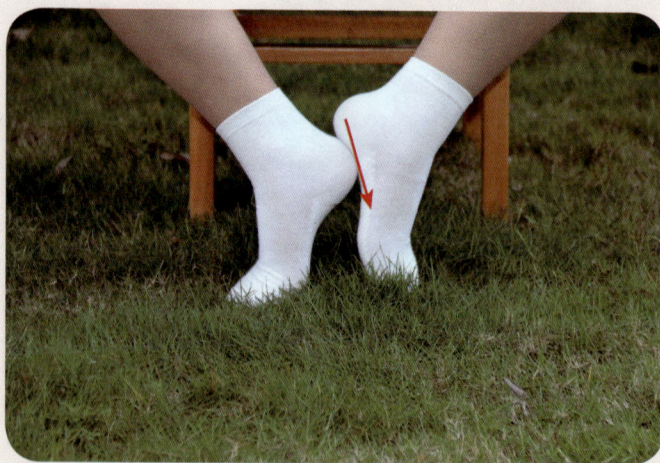

1. 擦脚心（上）

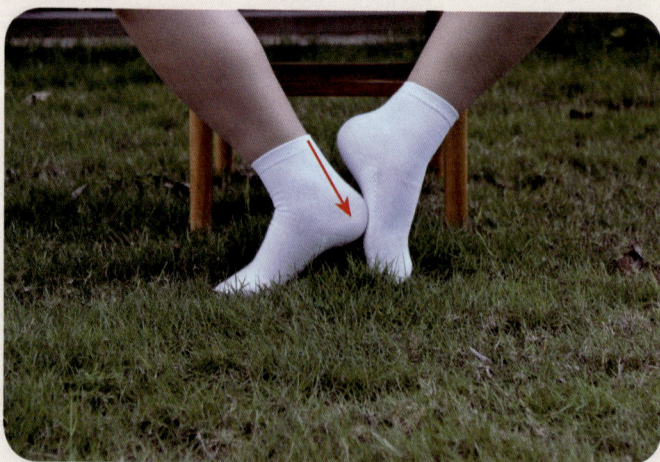

2. 擦脚心（下）

图 3-13　蹬摩脚心

第十四式：收功（见图 3-14）

1. 以肚脐为中心，用右手掌心按在肚脐上，左手掌心续在这只手上。

2. 两手同时由内向外转圈，逆时针转三十圈（分小中大各十圈），再由外向内，顺时针转三十圈（分小中大各十圈），到肚脐处停止，然后活动身体，结束练功[3]。

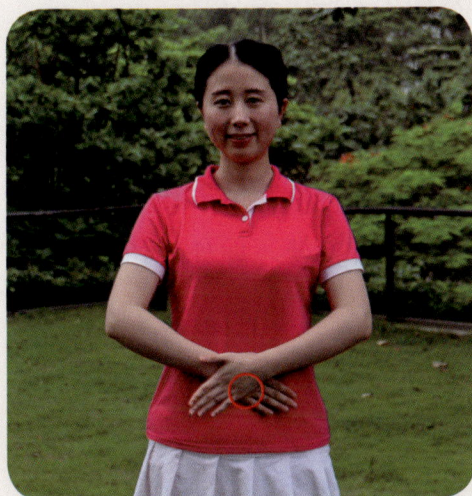
1. 预备姿势

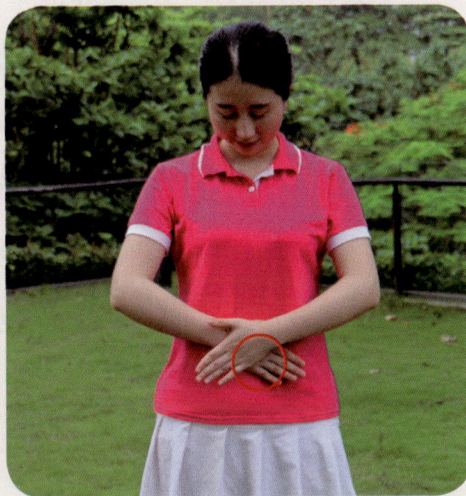
2. 小圈（逆时针）

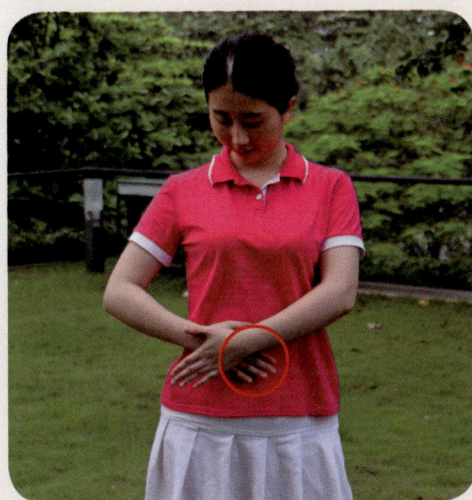
3. 中圈（逆时针）

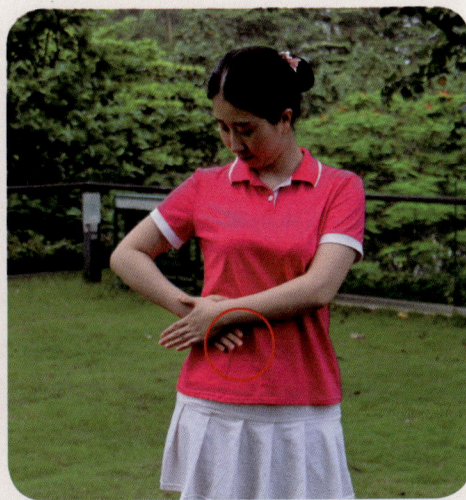
4. 大圈（逆时针）

图 3-14　收功

四、注意事项

1. 时间及频次：练习场地没有限制，练习时间也是可自由支配，但如果能在晨练中长期坚持做，可以收到更为理想的效果。一般 1～2 次 / 日，10～20 分钟 / 次，病情较重，要采取循序渐进的方式来增加活动量，以不引起不适为宜。

2. 力度：根据个人情况灵活安排运动量，动作宜柔和，不可幅度太大、动作太快，做操过程中，如发现头痛、头胀，或心慌、胸闷等症状，应减少锻炼量或暂时中止锻炼。

3. 不适用人群：急性期高血压病患者。如处于饥饿状态，应在饭后 2 小时做操，以免发生低血糖；如穴位处患疮病，应治愈后做操。

主要参考资料

［1］伍绍祖. 中华体育健身方法［M］. 天津科学技术出版社，1996.

［2］王峰. 放松功与松静功［J］. 健身科学，2009（5）：35-35.

［3］曾尔亢，吴植恩. 放松功对老年高血压患者保健效果的研究［J］. 中国社会医学杂志，2013，30（5）：356-358.

☯ 定悸操

一、简介

　　"定悸操"是在中医经络学说指导下，通过拍打、指揉、击打及捻按等手法，刺激手厥阴心包经、手少阴心经等经络上的穴位，结合心俞穴、百会穴，配合自身呼吸，起到宽胸理气、调理心气、安神定悸等作用的穴位保健操。心悸，属于中医病证名，是指病人自觉心中悸动、惊惕不安，甚则不能自主的一种病证。中医理论云："心痹者，脉不通，烦则心下鼓，暴上气而喘，嗌干善噫，厥气上则恐"[1]。心悸病机有虚实之分，但多应责之以虚。即使病因为实邪，也会耗气伤血，其病机仍以虚为主。中医理论云"名曰心痹，得之外疾，思虑而心虚，故邪从之"[2]。

二、养生功效

　　1. 宽胸理气："南风生于夏，病在心，俞在胸肋"[3]，脉不通，邪气易滞留于胸肋，通过按揉手法，疏通经络，起到宽胸理气的疗效。

2. 调理心气：气机不畅，烦而心下鼓，通过调理呼吸进行保健，可起到调理心气的效果。

3. 安神定悸：心主神明，心静则神宁，通过呼吸调理，穴位拍打按摩，可起到安神定悸的作用。

三、动作要领

第一式：拍打天泉、曲泽、郄门穴至手腕关节处（见图 4-1）

1. 定位取穴

（1）定位取天泉穴：在臂内侧，位于腋前横纹下 2 寸，肱二头肌长、短头之间。

（2）定位取曲泽穴：在肘横纹中，当肱二头肌腱的尺侧缘。

（3）定位取郄门穴：在前臂掌侧，当曲泽与大陵穴的连线上，腕横纹上 5 寸。

（4）定位取手腕关节：在前臂掌侧，腕横纹处。

2. 拍打天泉穴、曲泽穴、郄门穴至手腕关节处：肩部自然放松，左手臂抬起，手臂内侧向上、前伸。右手掌合并，手指并拢，拍天泉穴、曲泽穴、郄门穴，至手腕关节处，力度由轻到重，各穴位处拍打两下为 1 个节拍，拍打 4 个节拍，左右手交替。

（1）右手掌合并，手指并拢，拍天泉穴。

（2）右手掌合并，手指并拢，拍曲泽穴。

（3）右手掌合并，手指并拢，拍郄门穴。

（4）右手掌合并，手指并拢，拍手腕关节。

（5）天泉穴、曲泽穴、郄门穴至手腕关节处依次拍打，两下为1个节拍，拍打4个节拍，左右手交替。

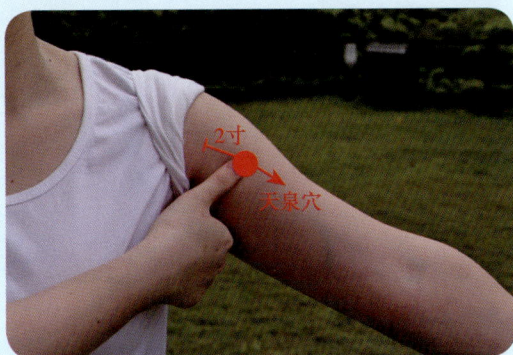
1. 天泉穴

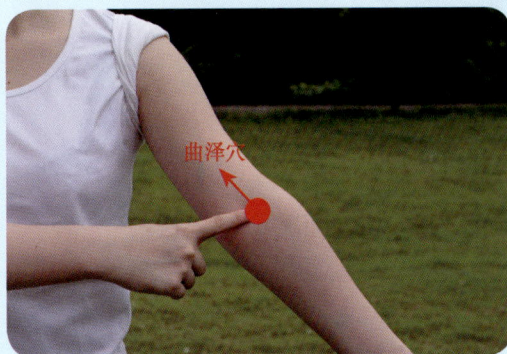
2. 曲泽穴

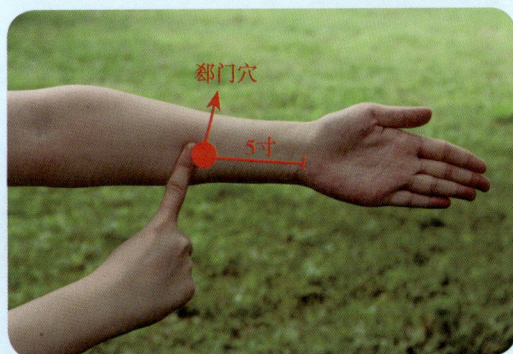
3. 郄门穴

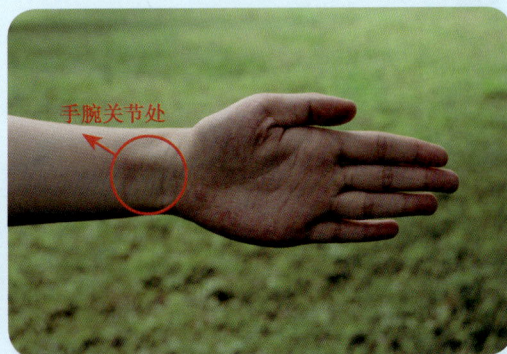
4. 腕关节

图 4-1　拍打天泉、曲泽、郄门穴至手腕关节处（1）

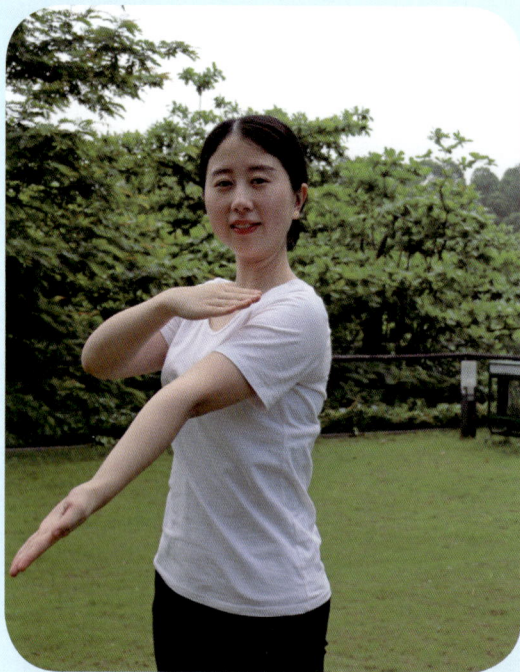

5. 拍打天泉穴

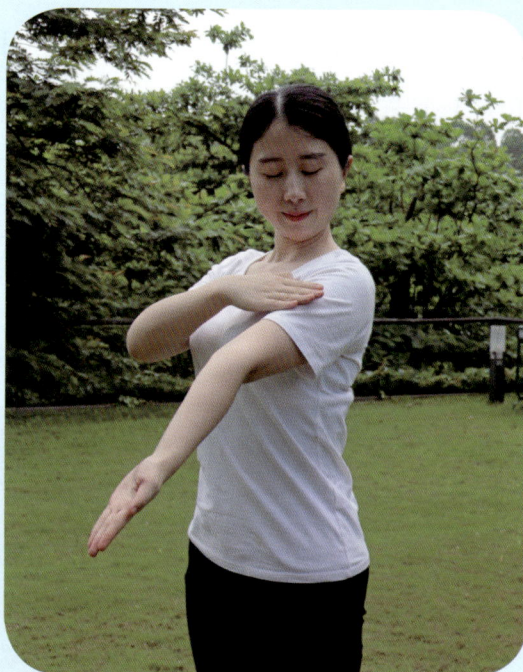

6. 拍打天泉穴

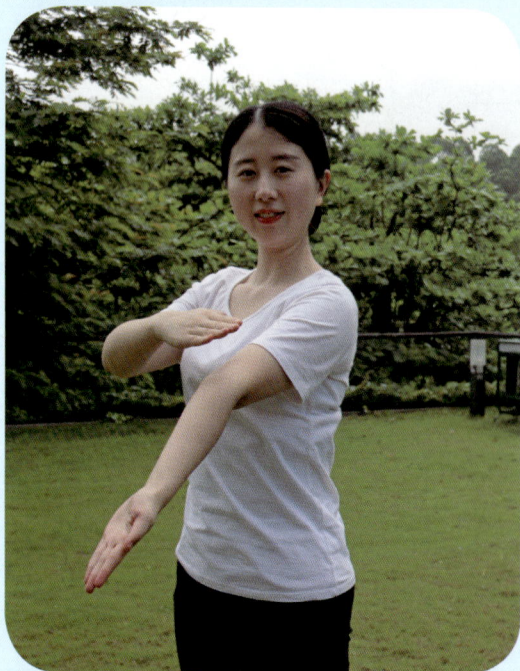

7. 拍打曲泽穴

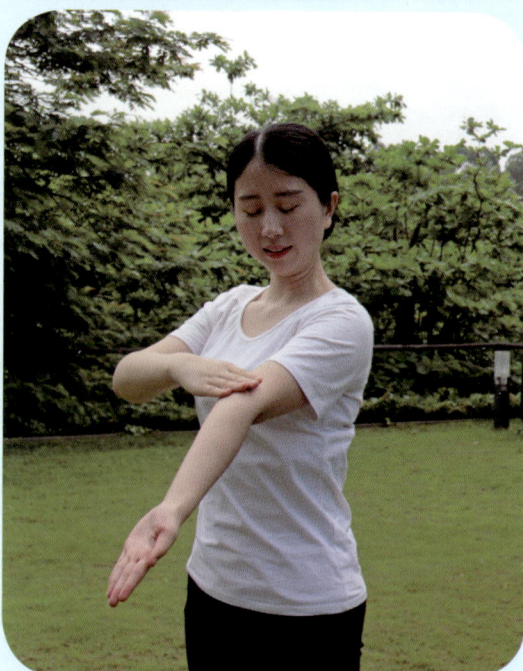

8. 拍打曲泽穴

图 4-1　拍打天泉、曲泽、郄门穴至手腕关节处（2）

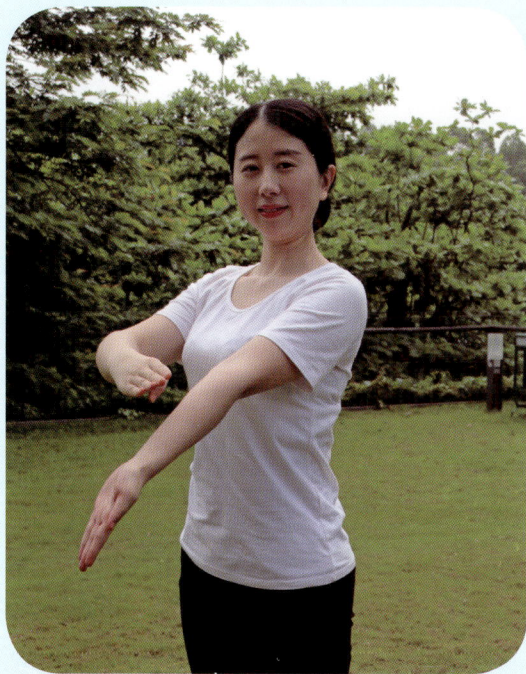

9.拍打郄门穴

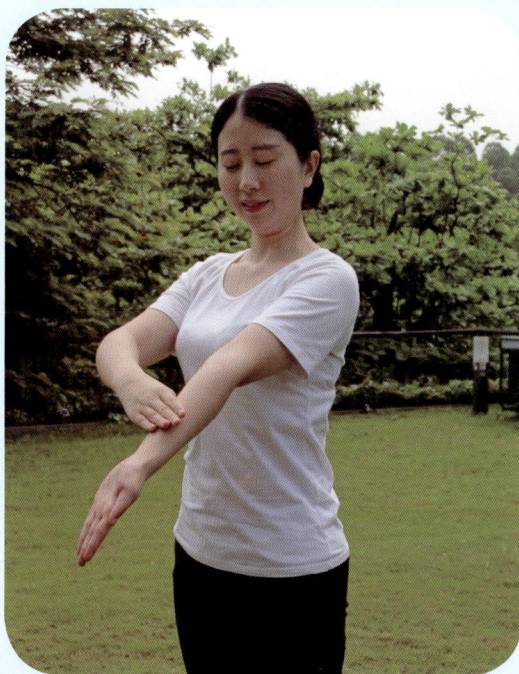

10.拍打郄门穴

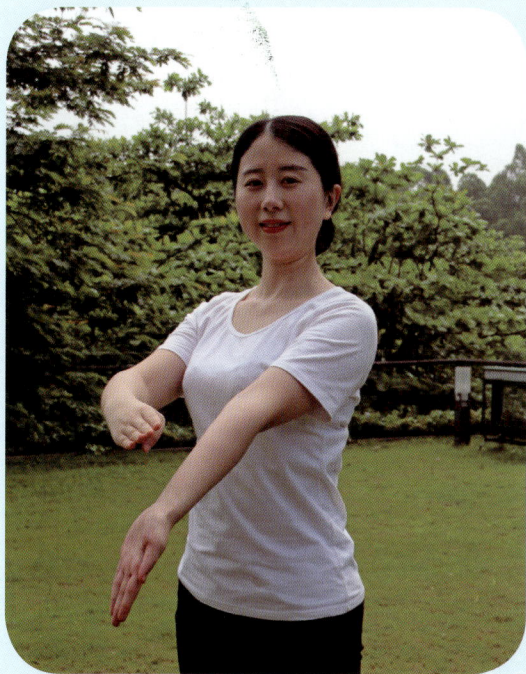

11.拍打腕关节

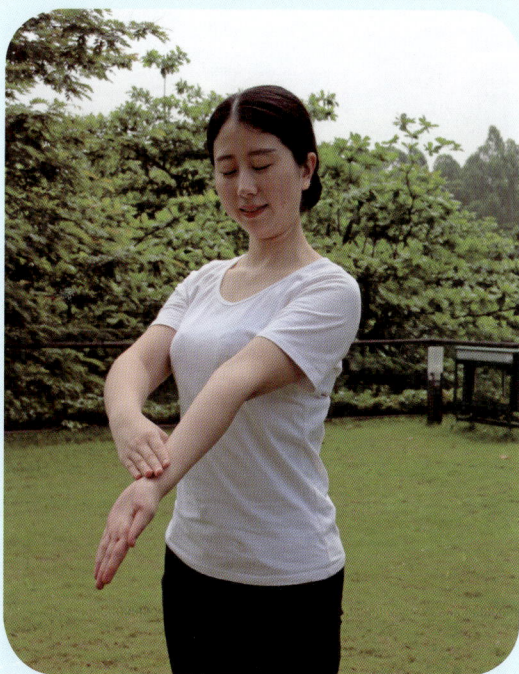

12.拍打腕关节

图 4-1　拍打天泉、曲泽、郄门穴至手腕关节处（3）

第二式：指揉间使、内关、大陵穴（见图4-2）

1.定位取间使穴：在前臂掌侧，腕横纹上3寸，掌长肌腱与桡侧腕屈肌腱之间。

2.定位取内关穴：在前臂掌侧，腕横纹上2寸，掌长肌腱和桡侧腕屈肌腱之间。

3.定位取大陵穴：在腕掌横纹的中点处，当掌长肌腱与桡侧腕屈肌腱之间。

4.指揉穴位：手肘位于两腰部水平线上，左手臂内侧向上，横向于胸前，右手食指、中指、无名指分别位于左手前臂掌侧的间使穴、内关穴、大陵穴上，用指腹的力度，顺时针按揉32次，左右手交替。

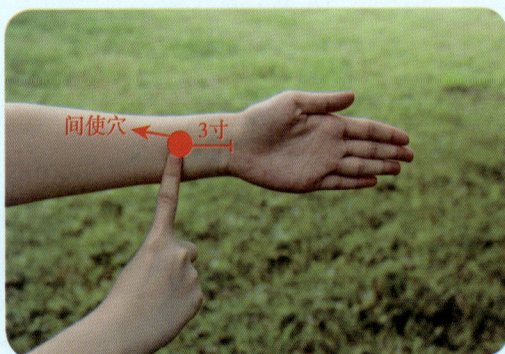

1.间使穴

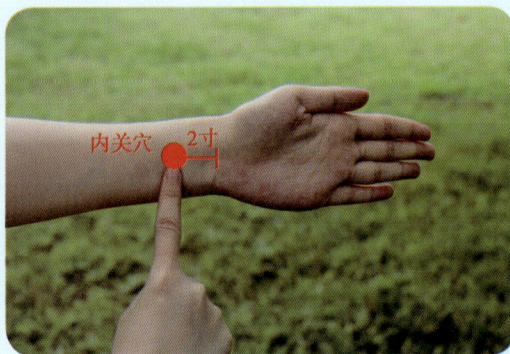

2.内关穴

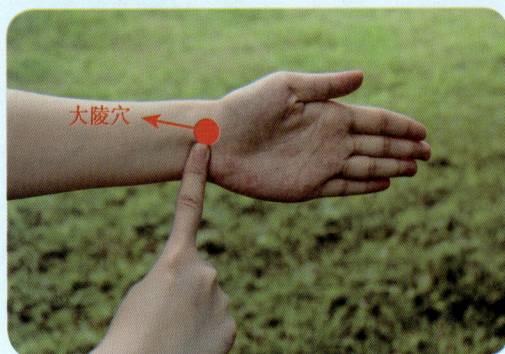

3.大陵穴

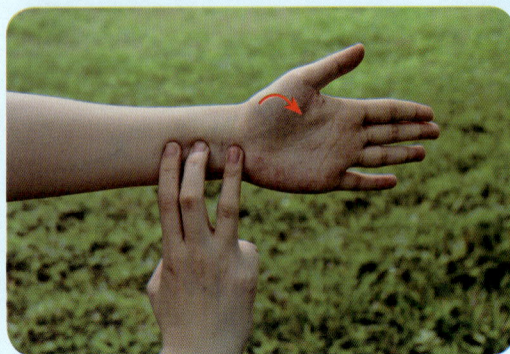

4.指揉间使、内关、大陵穴

图4-2 指揉间使、内关、大陵穴

第三式：压掌关节、压腕关节（见图 4-3）

1. 定位手掌关节：位于手掌心上方的关节。

2. 定位手腕关节：在前臂掌侧，腕横纹处。

3. 压掌关节、腕关节：伸双手，掌心向前，手肘下端与腰间平齐。

（1）左手掌心向外，指尖垂直向上，右手四手指并拢，双手掌内侧面前段四指垂直相压。

（2）左手掌心向内，指尖垂直向下，右手四手指并拢，右手掌内侧面前段四指与左手掌外侧面相压。

（3）上述动作（1）、（2）交替进行，按压 32 次，左右手交替完成。

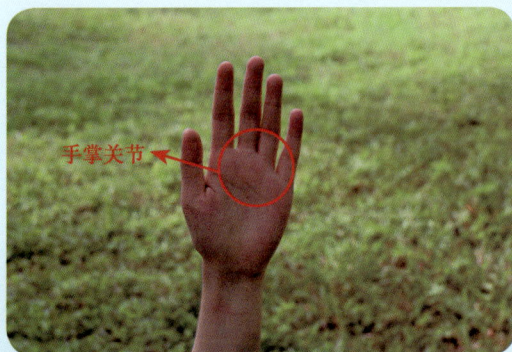

1. 掌关节

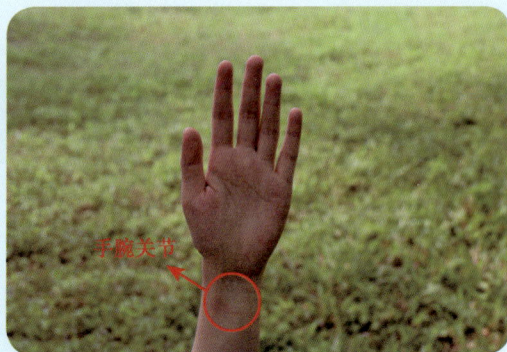

2. 腕关节

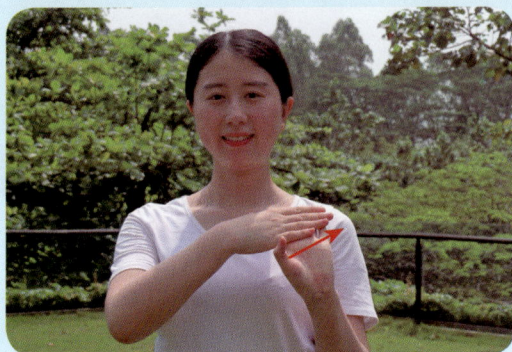

3. 压掌关节

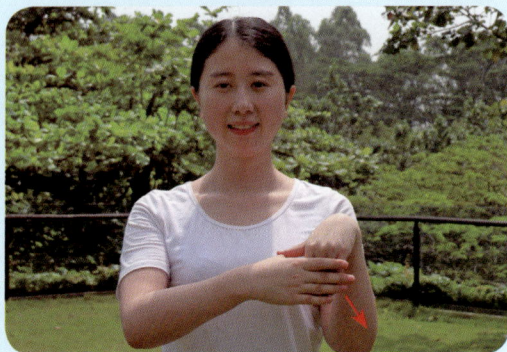

4. 压腕关节

图 4-3　压掌关节、压腕关节

第四式：对击大鱼际、小鱼际（见图4-4）

1.定位大鱼际： 掌内、外侧缘由一组肌群构成稍隆起的部位，大拇指一侧称"大鱼际"。

2.定位小鱼际： 掌内、外侧缘由一组肌群构成稍隆起的部位，小指一侧称"小鱼际"。

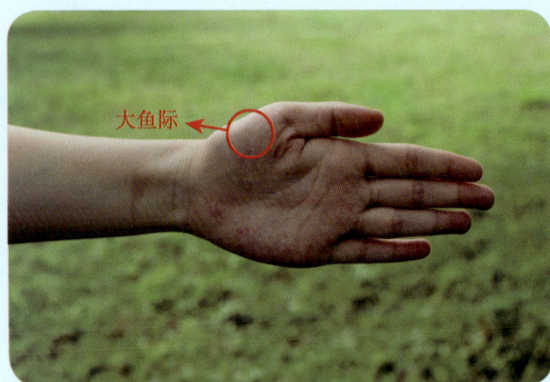

1. 大鱼际

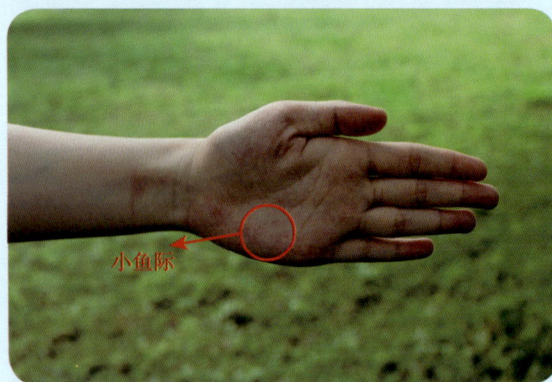

2. 小鱼际

图4-4　对击大鱼际、小鱼际（1）

3. 对击大鱼际：双手伸掌于胸前，两手掌大鱼际靠拢对击。

4. 对击小鱼际：双手伸掌于胸前，两手掌小鱼际靠拢对击。

5. 上述动作 3、4 交替进行，拍打 32 拍。

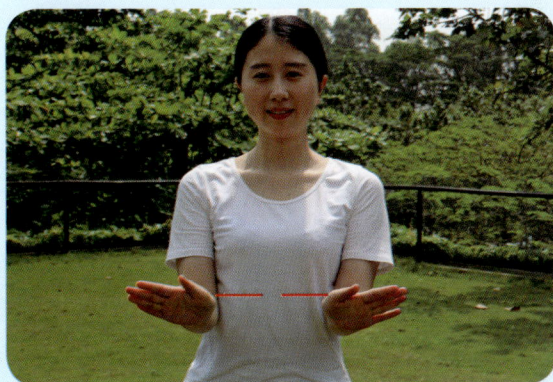
3. 对击大鱼际

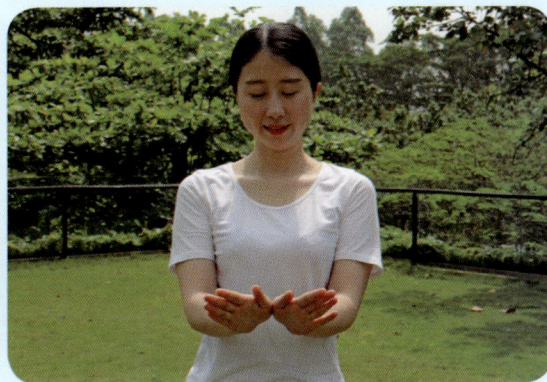
4. 对击大鱼际

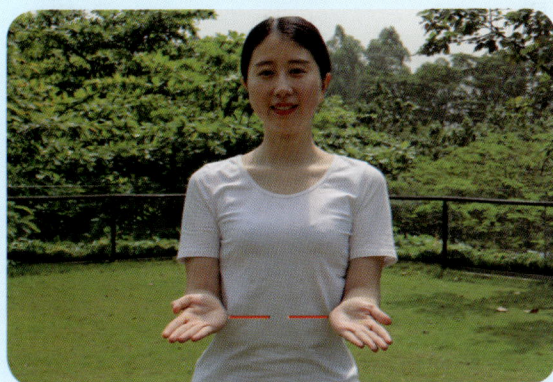
5. 对击小鱼际

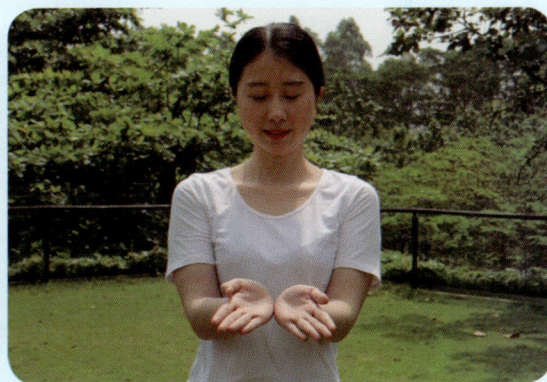
6. 对击小鱼际

图 4-4　对击大鱼际、小鱼际（2）

第五式：握拳击打劳宫穴（见图4-5）

1.定位取劳宫穴： 在手掌心，当第2、3掌骨之间偏于第3掌骨，握拳屈指时中指尖处。

2.击打劳宫穴： 双手位于胸前，右手握拳置于左手劳宫穴处，拳面对击劳宫穴32次，左右手交替完成，力度由轻而重，不可暴力击打。

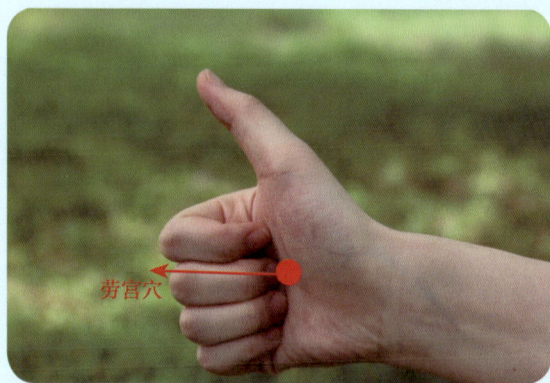

1. 劳宫穴

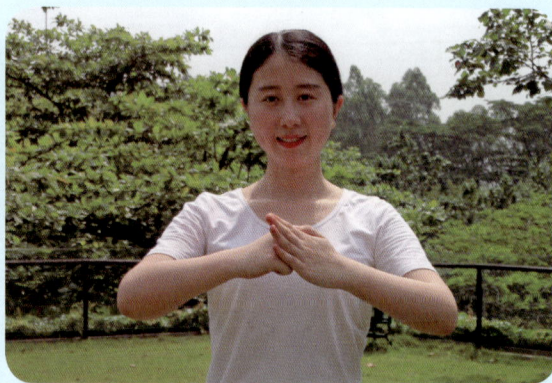

2. 击打劳宫穴

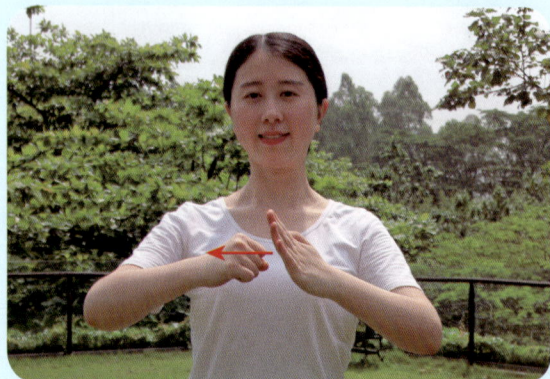

3. 击打劳宫穴

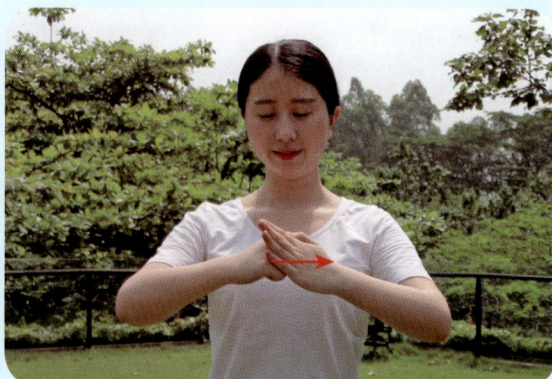

4. 击打劳宫穴

图4-5　握拳击打劳宫穴

第六式：捻按少冲穴、中冲穴（见图 4-6）

1. 定位取少冲穴： 在小指末节桡侧，距指甲角 0.1 寸。

2. 定位取中冲穴： 在手中指末节尖端中央。

3. 用右手拇指捻按左手少冲穴，捻动 32 次，左右手交替。

4. 用右手拇指捻按左手中冲穴，捻动 32 次，左右手交替。

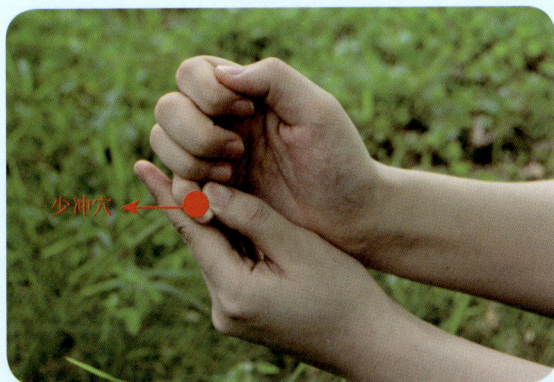

1. 少冲穴

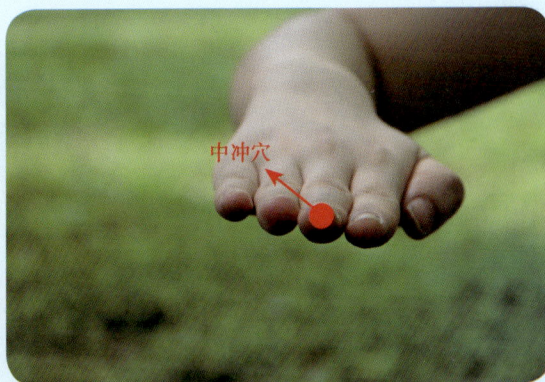

2. 中冲穴

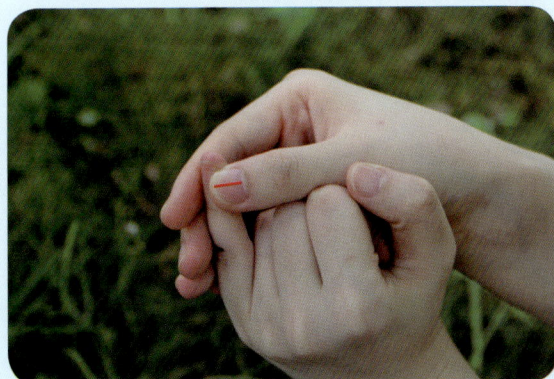

3. 捻按少冲穴

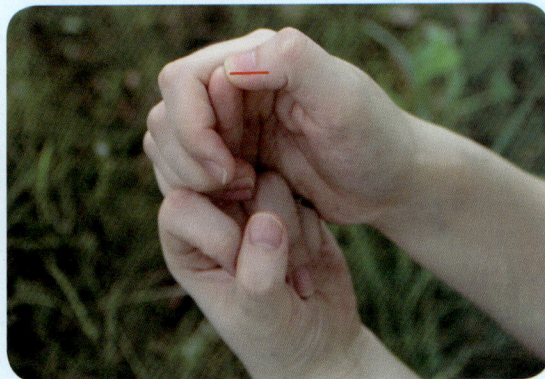

4. 捻按中冲穴

图 4-6　捻按少冲穴、中冲穴

第七式：按揉双心俞穴（见图4-7）

1.定位取心俞穴：位于背部，第5胸椎棘突下，旁开1.5寸。

2.按揉双心俞穴：右手食指、中指、无名指并拢按揉左侧心俞穴位32次，以顺时针为主，以局部产生酸胀感为佳，左右交替。对于不能自行操作者，可由他人代劳按揉。

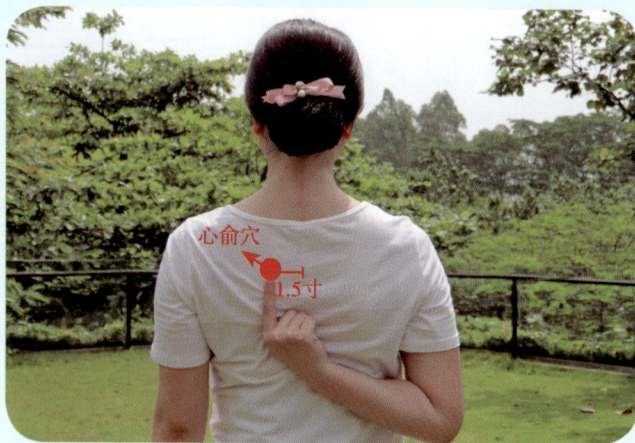

1.心俞穴

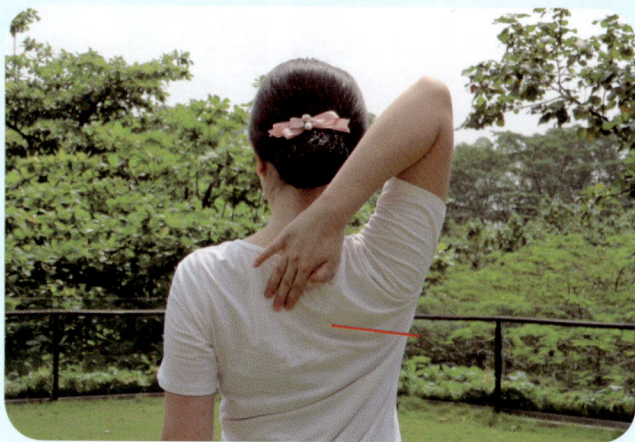

2.按揉心俞穴

图4-7 按揉双心俞穴

第八式：按摩百会穴（见图 4-8）

1. 定位取百会穴：当前额发髻直上 5 寸，头顶正中线与两耳尖连线的交叉处，居于颠顶。

2. 按摩百会穴：自然站立姿势（年老者可以取坐位），双手举到头顶取穴，用右手掌心对于百会穴，按摩百会穴 32 次，左右交替。

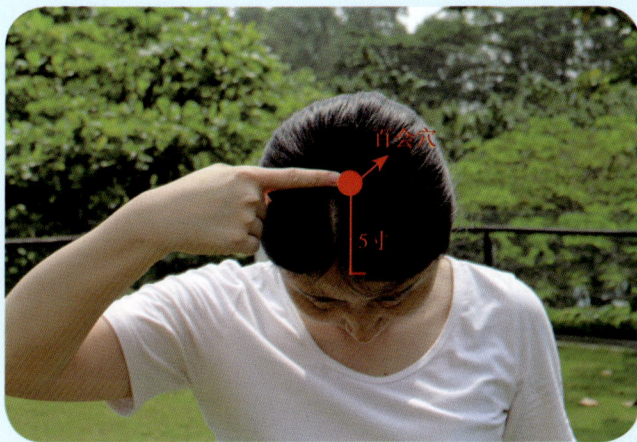

1. 百会穴

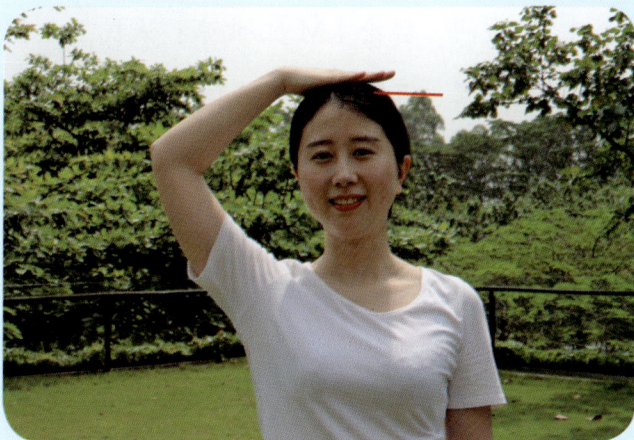

2. 按摩百会穴

图 4-8　按摩百会穴

四、注意事项

1.练习姿态：取自然站立姿势，年老者可以取坐姿，全身自然放松。

2.练习强度：以个人感觉舒适为宜，操作力度均匀、柔和、深透、有力、持久，体质差的病人不宜给予较强刺激。早中晚均可，每次5至10分钟为宜，一周5至8次。

3.适用人群：适用于心悸（以虚证为主）的患者。

4.不适用人群：有严重的心、肺、肝、肾等重要脏器损害者、病重者，过饥、过饱及酒后，心悸发作时不宜进行。对于操作部位有皮肤病，或正在出血，或骨折移位，或关节脱位的患者不建议进行全套操作。

主要参考资料

[1] 素问·痹论 [M].北京：人民卫生出版社，2005.

[2] 素问·五脏生成 [M].北京：人民卫生出版社，2005.

[3] 素问·金匮真言论 [M].北京：人民卫生出版社，2005.

❀ 八段锦序贯养生操

一、简介

　　八段锦是中国传统三大保健术之一，为我国流传年代最远、发展地域最广、在人民群众中影响最大的古代运动，是中医养生与治疗学的重要部分，也是国医大师邓铁涛中医养生学术思想的核心部分[1][2]。邓铁涛指出经络学说是八段锦功法的理论基础，常练八段锦可以疏通经络[3][4][5]，畅通气血，消结化瘀，保津益气，调理脏腑；手臂的屈伸有助于对肘部的刺激，从而起到畅通心肺经络的目的。

　　我们根据患者运动康复的需求，立足国医大师养生学术特点，结合国医大师邓铁涛传统八段锦，首创八段锦序贯养生操，坐式与立式序贯进行。坐式八段锦相对立式更为柔和，其动作简单易行，能够改善气血运行，调整脏腑功能效果显著；对体力要求较低，避免了心肌梗死后患者因剧烈运动诱发心衰、心肌缺血等不良反应，特别适合急性期卧床患者。立式八段锦则适合患者下床或出院后序贯康复治疗。八段锦锻炼不仅能够调心、调息、调形，改善气血运行，调节脏腑功能，疏导患者的不良情绪，而且符合现代研究低强度、长时间有氧运动的特点，非常适合心肌梗死后的运动康复训练。

二、养生功效

坐式八段锦

1. 第一式两手托天理三焦：此举调理三焦，提升人体元气，达到人体气机与五脏调和，从而起到调养五脏、润泽吾身的效果。

2. 第二式内关曲泽通心包：内关穴、曲泽穴皆属厥阴心包经，通过拍打这些穴位达到清心泻火、除烦安神的作用，冠心病患者可常拍打此穴来保健。

3. 第三式膻中鸠尾调心经：此举不仅对配合治疗胸痛、心悸等病证有良好疗效，且贯通任脉，畅调人体阴经气血。

4. 第四式摇头摆脑去心火：摇头可刺激颈后大椎，有使血流畅旺、疏经泄热的作用，有助于祛除心火。

5. 第五式抱头扩胸运气血：此举开展肺气，心血与肺气相互为用，通过抱头扩胸，从而宽胸理气，可以缓解胸闷、心悸等病证。

6. 第六式背摩精门固心肾：此举摩擦刺激肾俞穴和腰眼，可温通经络，补益肾精，调理心肾。

7. 第七式左右划拳循气机：两手之握放可增丹田开合之感，两手之划拳有助于气机升降，尤其适合长期卧床患者。

8. 第八式雄鹰展翅定心神：此举能升提人体四气，沿经络系统和腠理循环至全身，最后凝聚于心，从而达到养心宁神、益寿延年之效。

立式八段锦

1. 第一式两手托天理三焦： 此举活动颈椎及颈部肌肉，改善心脑血管循环，解除疲劳，清醒头脑。

2. 第二式左右开弓似射雕： 此举能增强呼吸功能与头部的血液循环，有利于心神健康。

3. 第三式调理脾胃须单举： 此举促使胃肠蠕动，增强脾胃消化功能。

4. 第四式五劳七伤往后瞧： 此举能加强胸椎及胸骨的活动，对脏腑气血和全身有协调作用，对防治五劳七伤有好处。

5. 第五式摇头摆尾去心火： 此举为全身运动，对颈椎、腰椎及下肢的疾患皆有良好作用。

6. 第六式两手攀足固肾腰： 此举主要运动腰部，健腰固肾，并能增强全身机能。

7. 第七式攒拳怒目增气力： 此举能兴奋大脑皮层和交感神经，促进气血的运行。

8. 第八式背后七颠百病消： 此举使全身肌肉放松，有利于脑和脊髓中枢神经系统的血液循环畅通，进而加强全身调节，防病祛病。

坐式与立式二者配合，达到疏通经络、畅通气血、消结化瘀、调理阴阳的功效，从而起到保养心脏目的。

三、动作要领

坐式八段锦

坐式第一式：两手托天理三焦（图 5-1）

由坐式起势动作开始，两手自下而上，自胸前徐徐上举至头顶，于头前时翻掌向上，掌心朝上，两手上举至身体中轴线平行，双臂紧贴双耳，双目凝视掌背，随手上举缓缓抬头，双手上举时缓缓深吸气，脖颈保持放松，上举至顶屏息停留 3～5 秒后，双臂保持伸直从身体两旁缓缓放下，同时缓缓深呼气，恢复至起势动作，再重复上述动作 8 遍，再作收势。

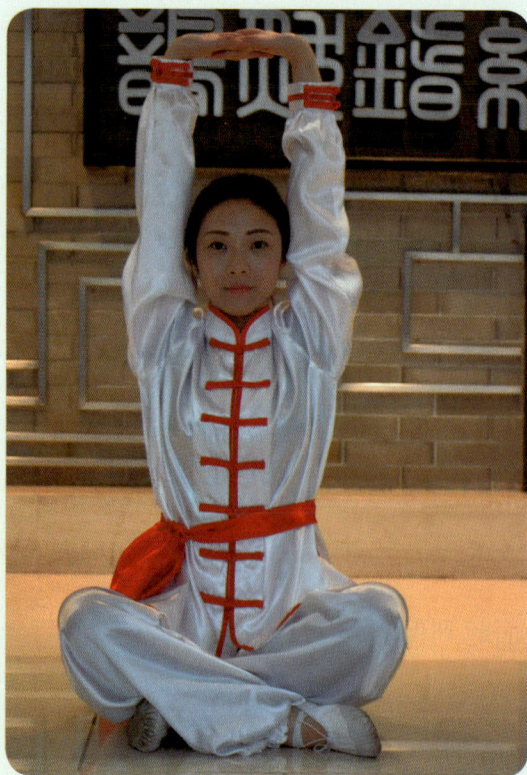

图 5-1　两手托天理三焦

坐式第二式：内关、曲泽通心包（图 5-2）

双手自坐式起势起，缓缓抬起于身前，拍打双侧曲泽、内关穴各 8 次，一息一动。曲泽穴是手厥阴心包经的主要腧穴之一，位于肘横纹中，当肱二头肌腱的尺侧缘。内关穴是手厥阴心包经的主要腧穴之一，位于前臂掌侧，当曲泽与大陵的连线上，腕横纹上 2 寸，掌长肌腱与桡侧腕屈肌腱之间。大陵别名鬼心，属手厥阴心包经，在腕掌横纹的中点处，当掌长肌腱与桡侧腕屈肌腱之间。

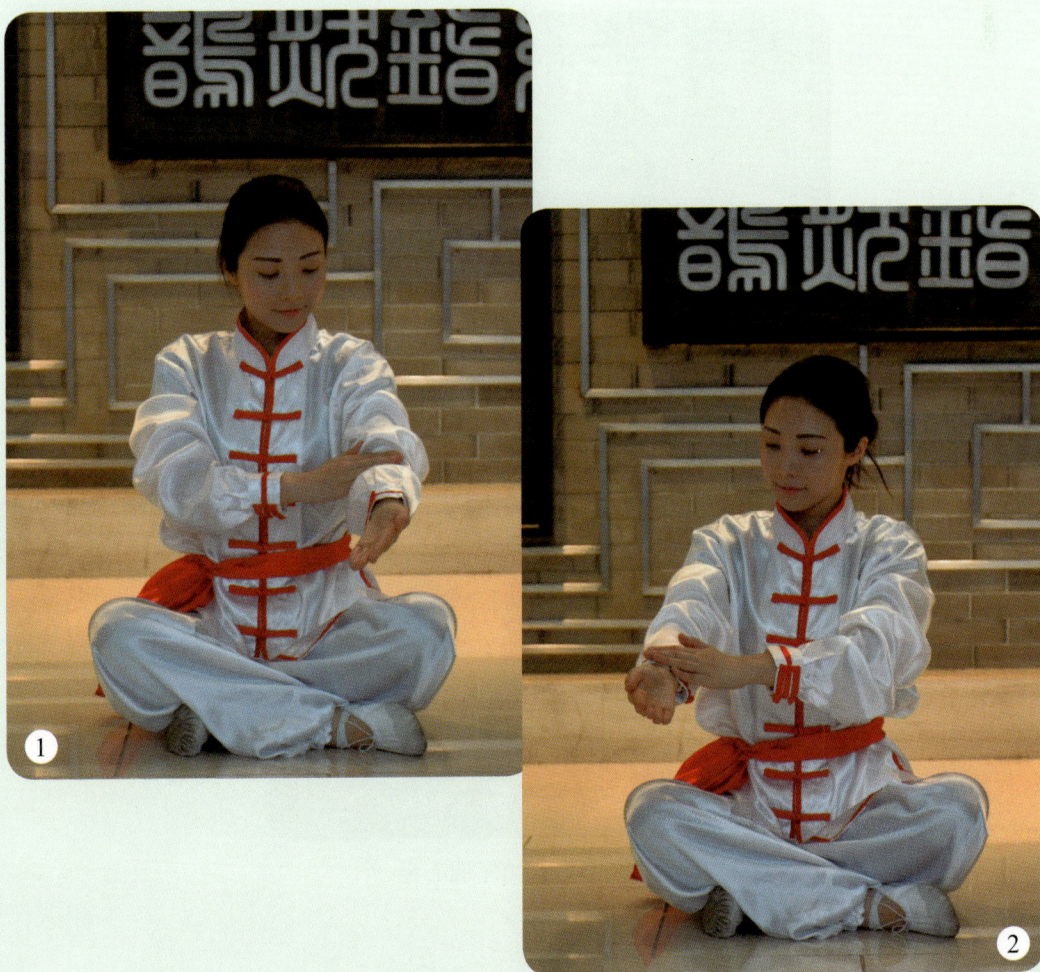

图 5-2　内关、曲泽通心包

坐式第三式：膻中、鸠尾调心经（图 5-3）

双手自坐式起势动作起，缓缓自身前上升，于胸前双手合十，平举于胸前，双手紧贴胸骨，然后以手掌桡侧面敲打胸前膻中穴、鸠尾穴 8 ～ 10 次，并配合呼吸，一息一动。膻中穴位于身体前正中线上，两乳头连线的中点。鸠尾穴在膻中穴下 2 寸。

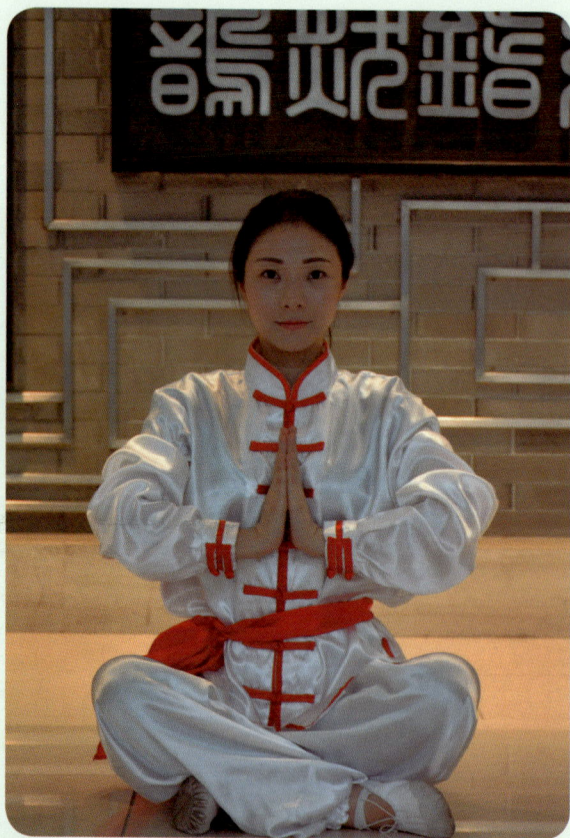

图 5-3　膻中、鸠尾调心经

坐式第四式：摇头摆脑去心火（图5-4）

头部、脖颈保持放松，腰背部保持正直，双手自然下垂置于双膝，闭目养神，低头，头部再分别以顺时针、逆时针方向缓慢旋转，旋转时以鼻缓缓吸气，半闭嘴唇缩唇作吹口哨状缓慢呼气，动作速率宜慢，以充分放松脖颈，幅度以无不适为度。

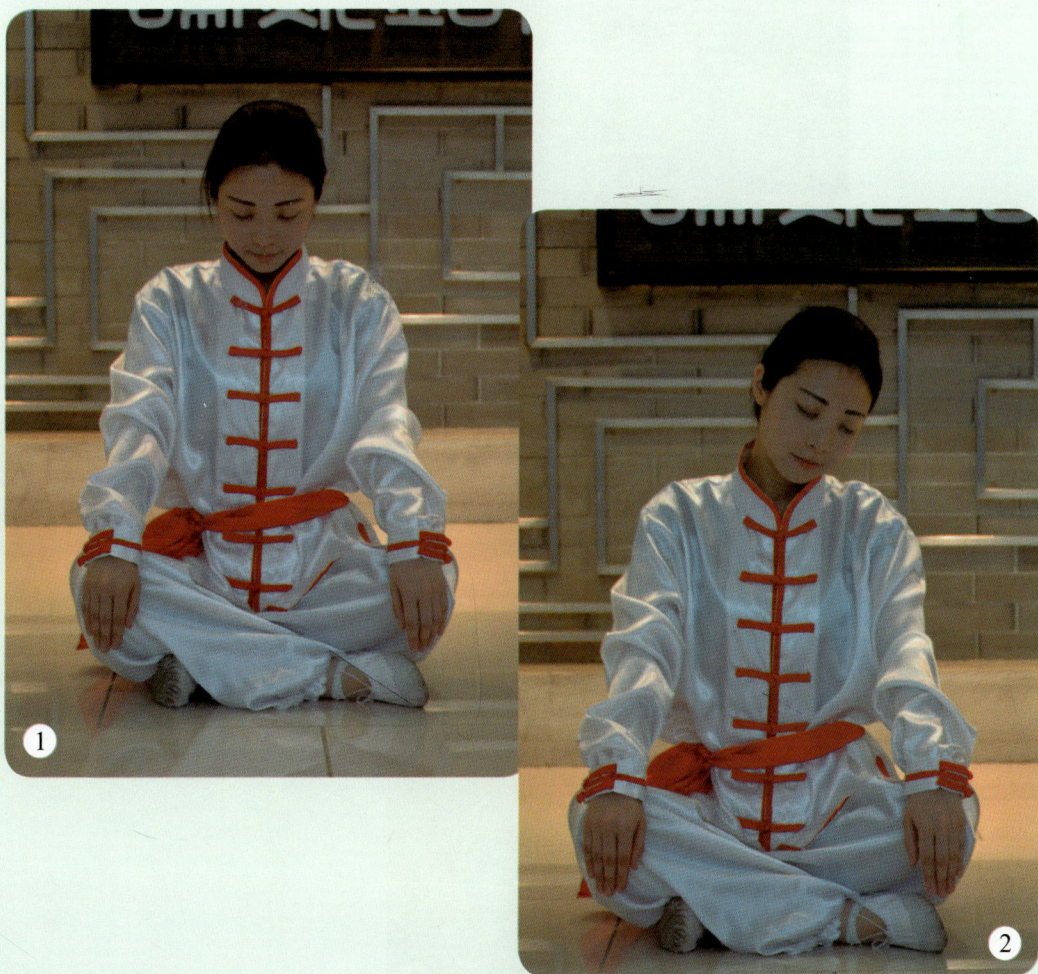

图5-4　摇头摆脑去心火

坐式第五式：抱头扩胸运气血（图5-5）

双手自坐式起势起，上抬至胸前，然后外展划圈至头枕部，双手置于枕后，双手上抬时深吸气，外展至枕后时深呼气。双手向前摆动，双肘内收，身体放松前屈，前屈时深吸气，停留1秒后将双肘外展分开，上体复位至坐位，复位时缓慢深呼气，如此重复上述动作16～20次。前屈时双手切忌过度用力带动头部，以免损伤颈部肌群。

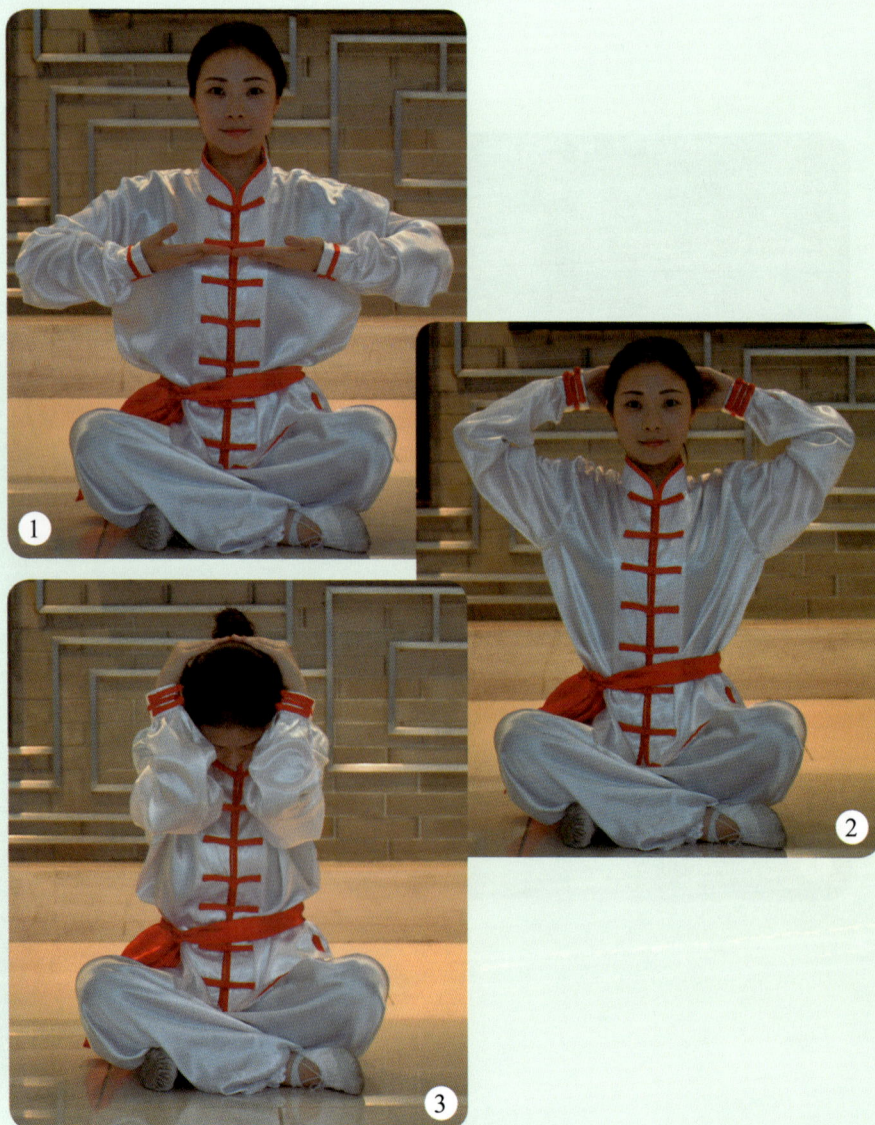

图5-5 抱头扩胸运气血

坐式第六式：背摩精门固心肾（图 5-6）

双手自起势起，上抬至胸后，自腋下翻掌至背后，呈抚背状，双手上抬时深吸气，身体保持正直，脖颈放松；双手下滑至后背肾区，约为腰部，上下来回揉搓肾区，揉搓时保持深呼吸，来回揉搓 16 ～ 20 次，以肾区稍感温热为度。

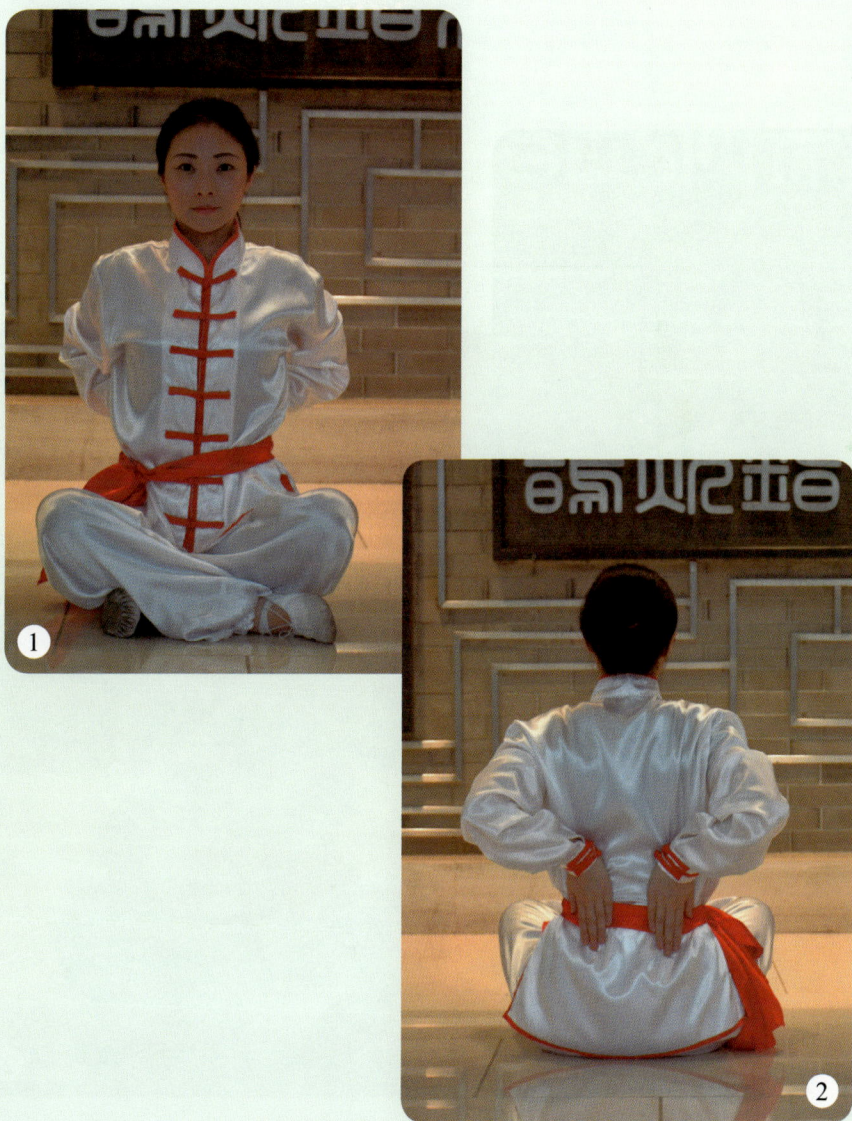

图 5-6　背摩精门固心肾

坐式第七式：左右划拳循气机（图5-7）

双手自坐式起势起，握拳上收于两腰际，手臂紧贴躯干，身体保持正直，先向身体左前方出右拳，同时目视右拳；手臂保持伸直，顺时针方向于身前划圈后收回至右腰际，保持缓慢深呼吸；后向身体右前方出左拳，以逆时针方向划圈后收回至左腰际。以此重复上述动作8～10次。

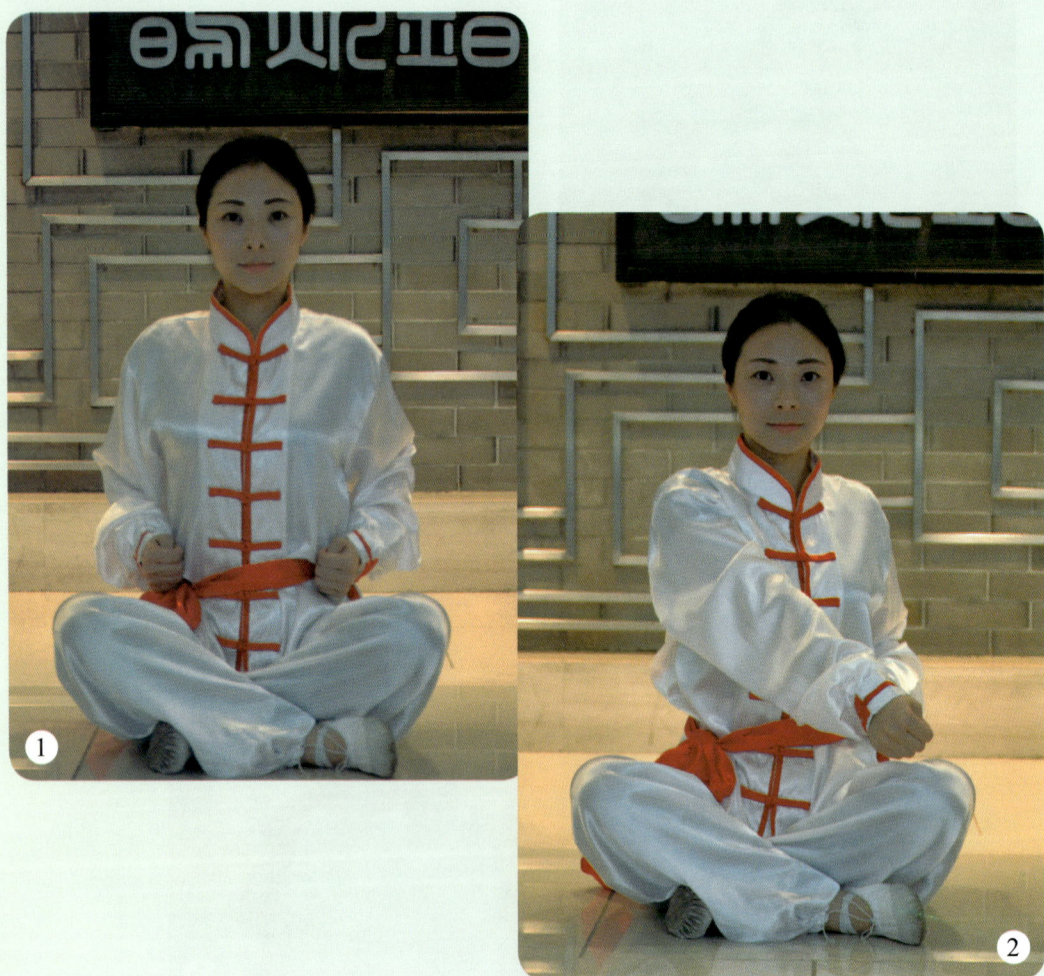

图5-7　左右划拳循气机

坐式第八式：雄鹰展翅定心神（图5-8）

自坐式起势起，上体缓慢前屈，保持上体前屈状态约一息时间，然后抬头目视前方，双掌自双肋旁向身后外展上举，呈雄鹰展翅状，停留3～5秒，保持缓慢深呼吸，后双臂内收自然垂于双膝，上体复位至坐位起势。以此重复上述动作8～10次，动作宜缓，幅度以无不适为度。

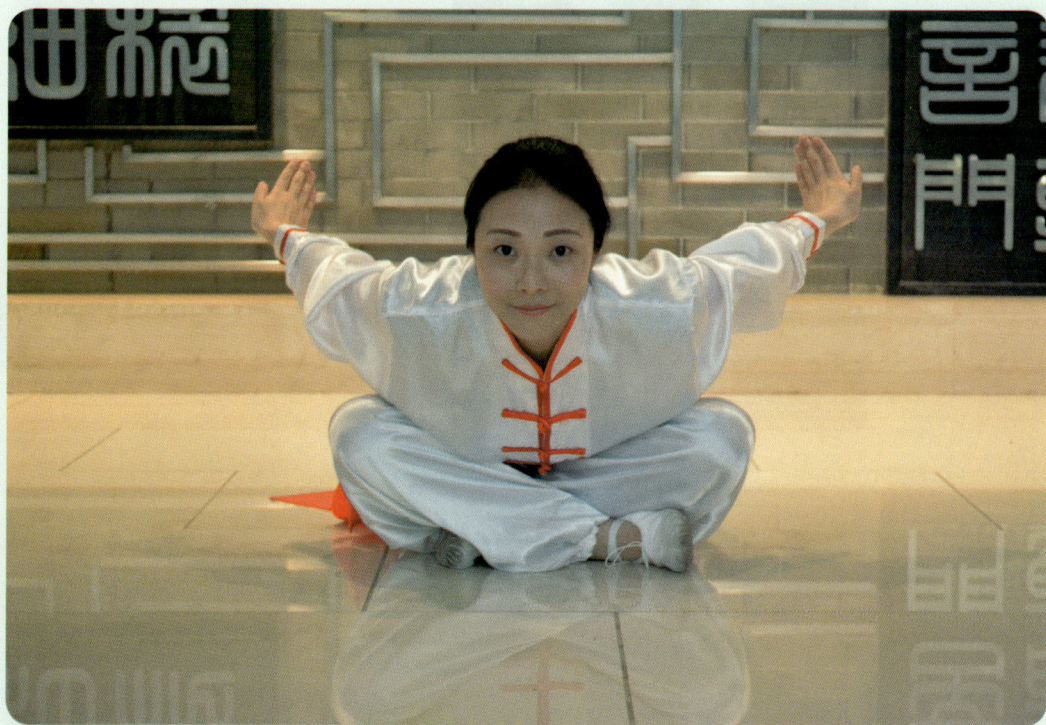

图5-8 雄鹰展翅定心神

立式八段锦

立式第一式：两手托天理三焦（图 5-9）

双臂徐徐上举，至头前时，翻掌向上，肘关节伸直，头往后仰，两眼看手背，两腿伸直，两臂放下，如此反复 16 至 20 遍，使呼气吸气均匀，最后十指松开，两臂由身前移动垂于两侧，以作收势。

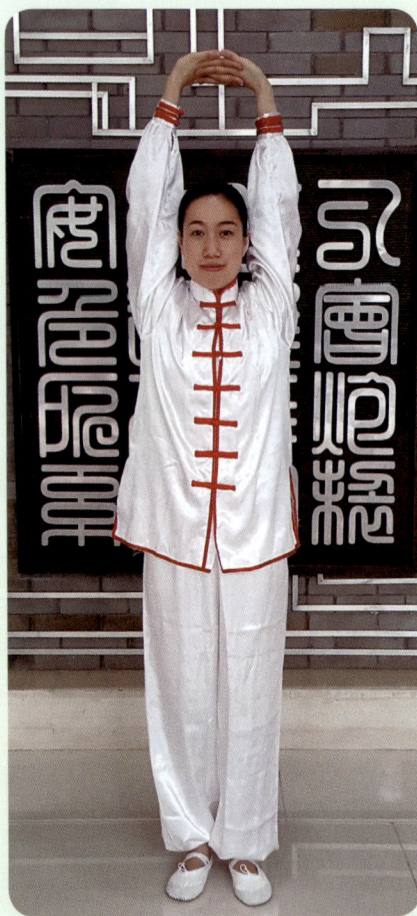

图 5-9　两手托天理三焦

立式第二式：左右开弓似射雕（图5-10）

两手上抬于胸前交叉，出左脚，双脚与肩同宽，左手向左侧平伸，同时右手向右侧猛拉，肘屈与肩平，眼看左手食指，同时扩胸吸气，模仿拉弓射箭姿势。右手外展后两手从身体下部收屈于胸前，成复原姿势，但左右手指伸展相反，同时呼气。如此左右手轮流进行开弓16～20次，最后还原收势。

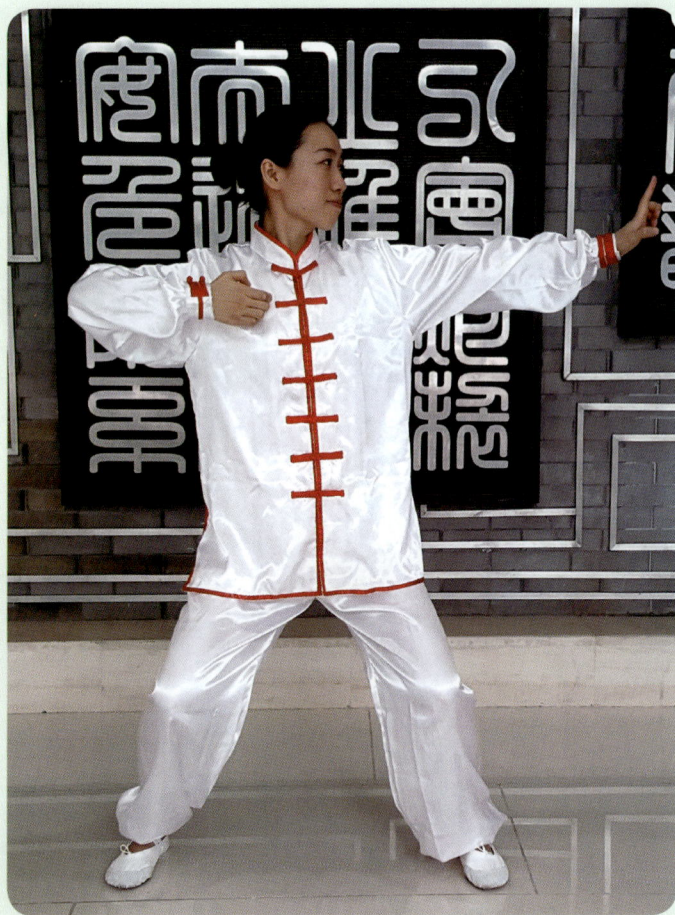

图5-10　左右开弓似射雕

立式第三式：调理脾胃须单举（图5-11）

左手翻掌上举，五指并拢，掌心向上，指尖向内，同时右手下按，掌心向下，指尖向前。如此左右手轮流进行16～20遍，呼吸保持均匀，一息一动。

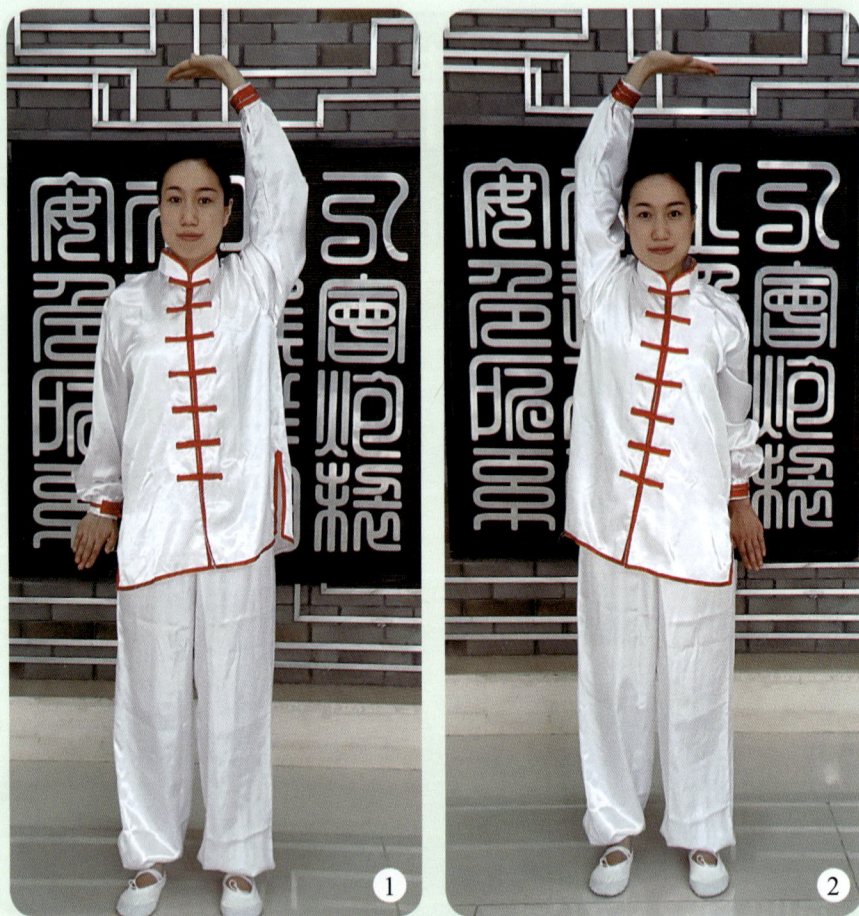

图5-11 调理脾胃须单举

立式第四式：五劳七伤往后瞧（图 5-12）

身体保持正直，双臂外展后伸，掌心向前，头往后瞧，左右反复 16 至 20 遍，呼吸保持均匀，一息一动。

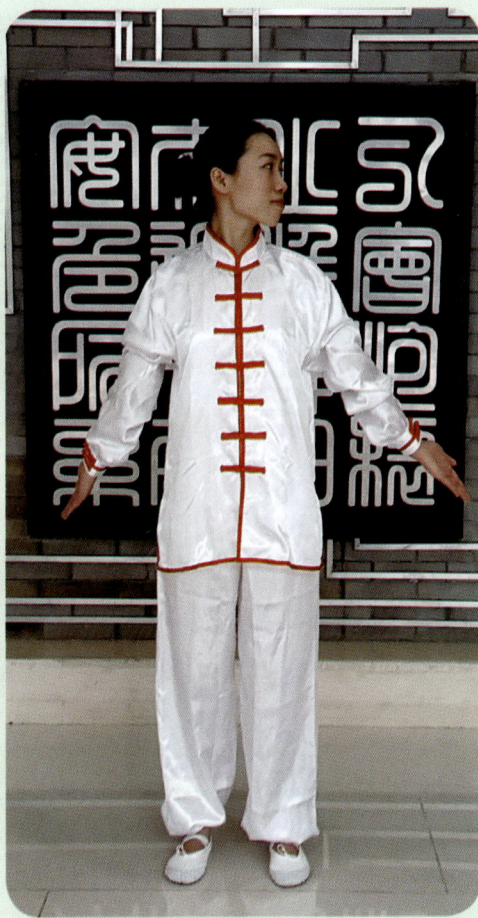

图 5-12　五劳七伤往后瞧

立式第五式：摇头摆尾去心火（图 5-13）

两腿分开呈马步，双手置于双腿上，上体及头前俯深屈，随即在左前方尽量作弧形旋转，同时臀部则相应右摆，左膝伸直，右膝屈曲。再从右向左做重复动作。如此反复 16 至 20 遍，最后回到直立收势。

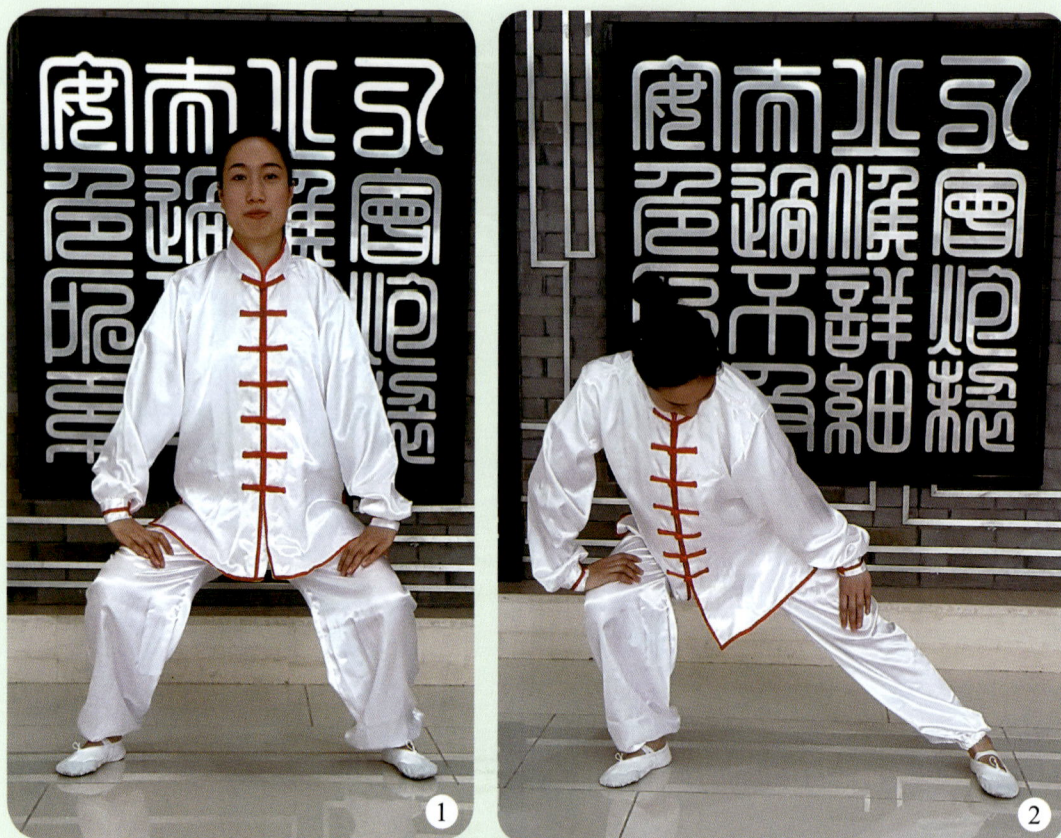

图 5-13　摇头摆尾去心火

第六式：两手攀足固肾腰（图 5-14）

双手上举，掌心向前，再指尖相对向下按压至胸前，腋下翻转至背后，向下弯腰，双手沿背后及双腿而下至脚前，再上抬双手，带动身体缓缓而起。如此反复 16 至 20 遍。

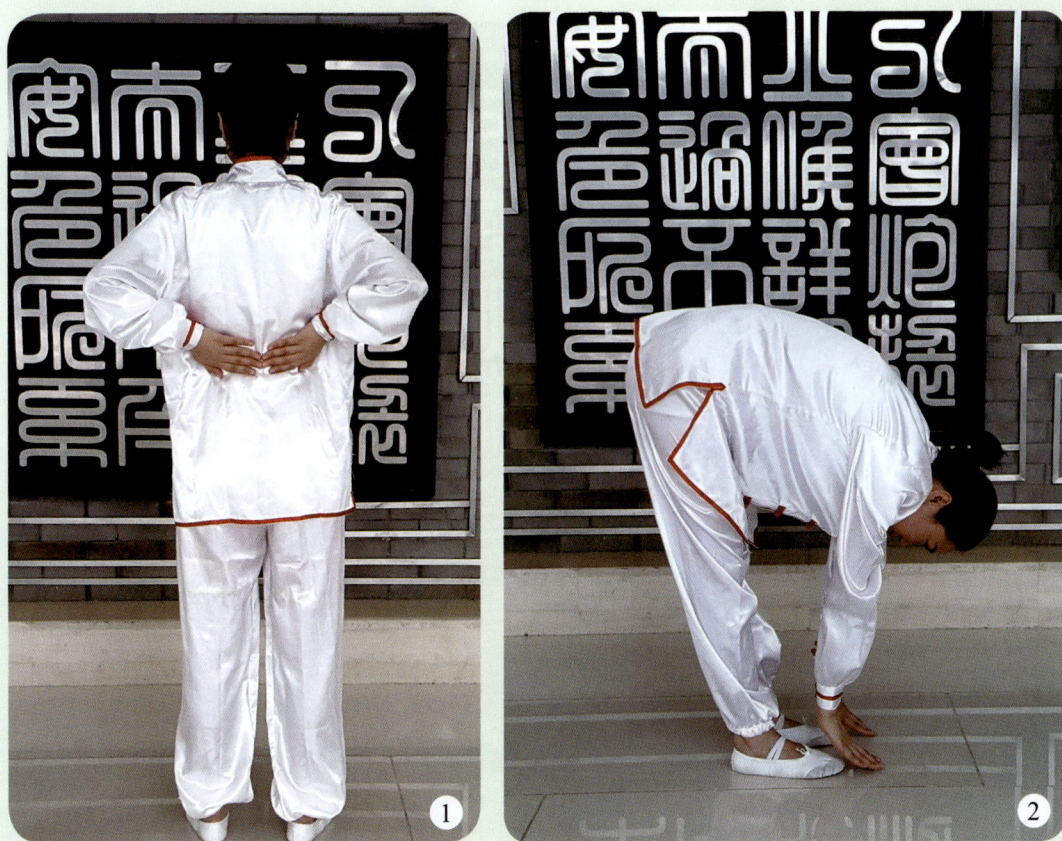

图 5-14 两手攀足固肾腰

立式第七式：攒拳怒目增气力（图 5-15）

左拳向前猛冲击，拳与肩平，拳心向下，两眼睁大，向前虎视，左拳收回至腰旁，同时右拳向前猛冲，拳与肩平，拳心向下，两眼睁大，向前虎视，右拳收回至腰旁。如此反复16至20遍，最后两手下垂，身体直立。

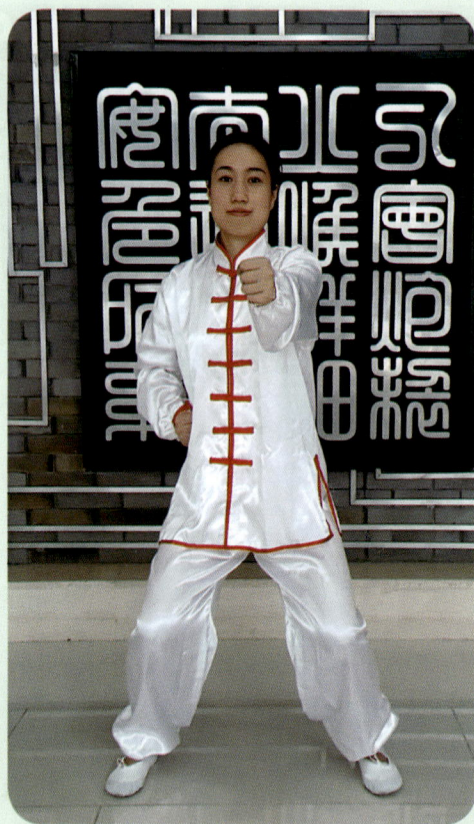

图 5-15　攒拳怒目增气力

立式第八式：背后七颠百病消（图 5-16）

脚跟尽量上提，头向上顶，同时吸气。脚跟放下着地且有弹跳感，同时呼气。如此反复进行 16 至 20 次，最后恢复至预备姿势。

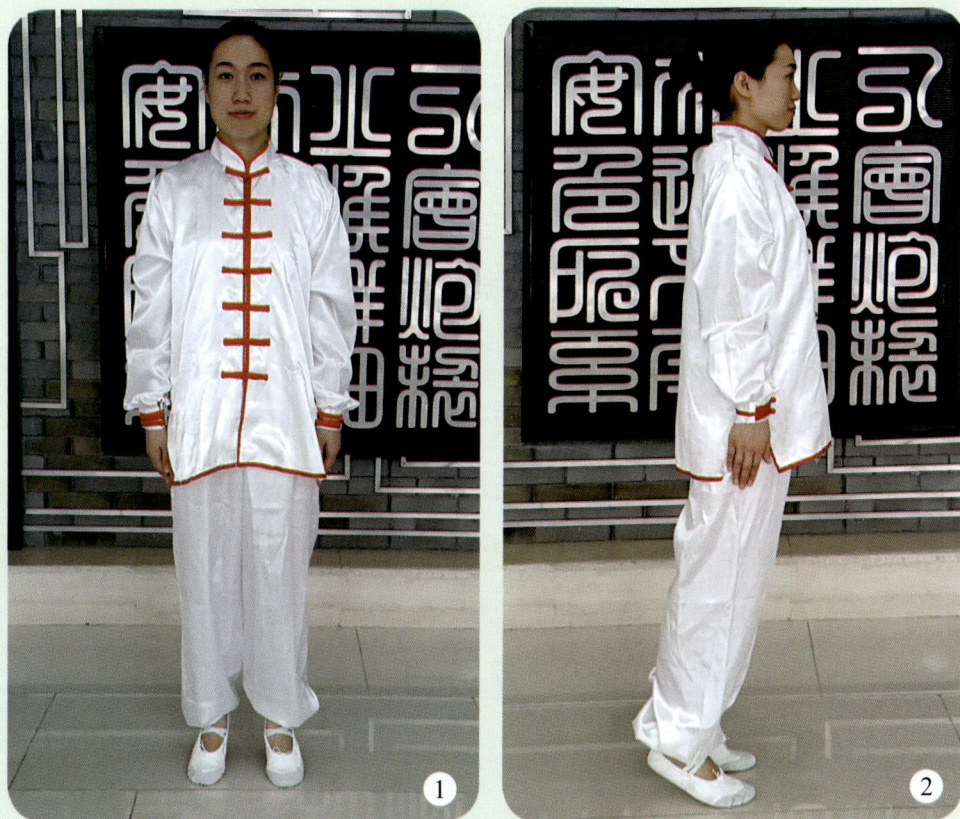

图 5-16　背后七颠百病消

四、注意事项

1. 频次：一般情况下，每日早晚各一次，每次 30 分钟，切勿饱餐后进行。坐式八段锦动作需盘腿而坐，故对于部分下肢无法盘坐的人士可选择以坐位进行；立式八段锦动作需要下肢力量，如下肢力量不足的人士则避免进行，老年人需有人陪同，以防止跌倒等意外的发生。

2. 运动量：根据运动后的身体感觉来确定运动量安排是否合理。如果运动后脉搏稳定、血压正常、食欲及睡眠良好，练习后次日身体无不良反应，表明运动量适宜；如果运动后身体明显疲劳，脉搏长时间得不到恢复，食欲不振，睡眠不佳，表明运动量过大，应及时进行调整。

3. 适应人群：八段锦序贯养生操——坐式八段锦适合无法下床活动，或肢体行动不便者；八段锦序贯养生操——立式八段锦适合出院后及可下床活动者的序贯康复治疗。八段锦序贯养生操动作柔和，简单易记，递进式的动作练习亦适合男女老少平日进行锻炼，以增强体质，预防疾病。

4. 相对禁忌人群：严重心功能障碍者，疾病危重、病情不稳定者，孕妇。

主要参考资料

［1］杨利. 邓铁涛教授"冠心三论"［J］. 湖南中医药导报，2004，10（6）：8-10.

［2］于涛，曹洪欣.胸痹（冠心病）证候演变规律的临床研究［J］.中医药信息，2004，21（3）:44-45.

［3］丁邦晗，吕强，张敏州，等.胸痹心痛的中医危险证型——附375例聚类分析［J］.中国中医急症，2004，13（5）:298-300.

［4］杜玉竹.加减补阳还五汤改善心肌梗死患者康复期乏力的作用［J］.中国临床康复，2003，7（9）:1460.

［5］王记生.从中医角度谈传统健身方法——八段锦［J］.河南中医，2006，26（1）:81.